AF232678

COURS COMPLET D'ÉTUDES
rédigé conformément aux programmes
DES ÉCOLES NORMALES PRIMAIRES

COURS

D'ANATOMIE

ET DE

PHYSIOLOGIE HUMAINES

PAR LE

D' ÉLIE PÉCAUT

PARIS

LIBRAIRIE HACHETTE ET Cie

79, BOULEVARD SAINT-GERMAIN, 79

COURS COMPLET D'ÉTUDES

RÉDIGÉ CONFORMÉMENT AUX PROGRAMMES

DES ÉCOLES NORMALES PRIMAIRES

ANATOMIE ET PHYSIOLOGIE HUMAINES

DU MÊME AUTEUR :

Cours d'hygiène à l'usage des écoles normales primaires. 1 vol. in-16, broché, 2 francs ; relié, 2 fr. 50.

Petit cours d'hygiène à l'usage des écoles primaires.

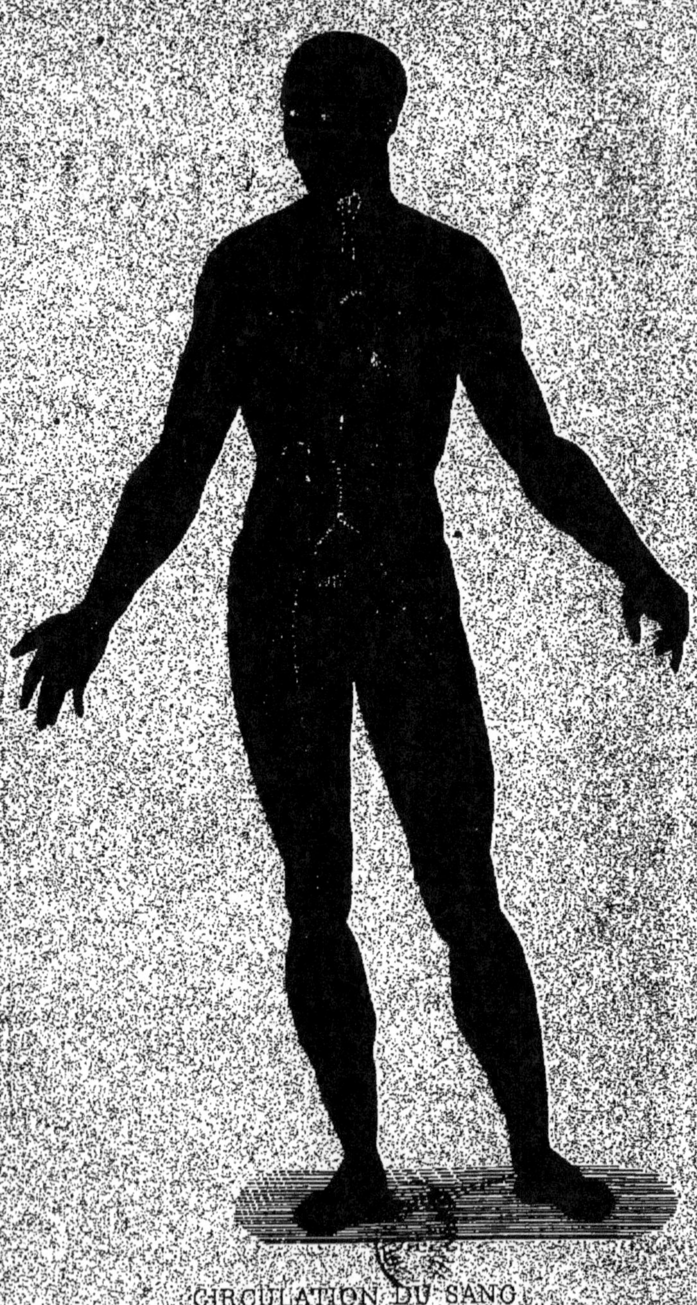

CIRCULATION DU SANG
(Cœur, Poumons, Artères et Veines)

COURS

D'ANATOMIE

ET DE

PHYSIOLOGIE HUMAINES

PAR LE

Dr ÉLIE PÉCAUT

OUVRAGE CONTENANT 58 FIGURES

PARIS

LIBRAIRIE HACHETTE ET Cie

79, BOULEVARD SAINT-GERMAIN, 79

1883

Tous droits réservés.

AVERTISSEMENT

Le *Cours d'anatomie et de physiologie humaines* que
nous offrons aujourd'hui au public est rédigé conformément aux récents programmes des écoles normales primaires, et en suit scrupuleusement les indications.

Nous jugeons nécessaire d'avertir nos lecteurs, tant
maîtres qu'élèves, que nous nous sommes inspiré, dans
la composition de ce livre, de la même pensée générale
et nous avons appliqué la même méthode que dans la
rédaction de notre *Cours d'hygiène*. Nous nous sommes
préoccupé de laisser au travail personnel du maître ou
de l'élève la plus large place possible, nous bornant à lui
fournir les matériaux de l'enseignement et les directions
nécessaires pour les mettre en œuvre. Sur les seize
leçons dont se compose ce cours, treize sont à l'état de
résumés : c'est-à-dire que tous les éléments y sont rassem-
blés et présentés dans leur ordre logique ; mais il reste
à leur donner la forme pédagogique, à en composer une
leçon développée en vue de l'enseignement oral. C'est au
maître de puiser dans ces résumés les matériaux indispensables, de disposer de ces matériaux en toute liberté,
de les revêtir de la forme la mieux adaptée à son audi-

toire, de leur donner l'orientation qu'il jugera la meilleure, d'en faire, en un mot, une œuvre personnelle. Car ce n'est qu'à ce prix que son enseignement sortira de la banalité, prendra vie et saisira les esprits d'une prise solide. Nous n'avons garde, du reste, de l'abandonner sans direction dans cette tâche. Tout au contraire, nous avons voulu l'y aider, guider ses efforts, et pour cela nous avons pris soin de développer complètement les trois autres leçons, de façon qu'il y trouve des modèles à imiter, mais à imiter librement.

Nous n'avons pas besoin de lui recommander de ne point se borner, dans la préparation de ces leçons, à nos résumés, qui doivent être surtout pour lui un moyen de direction et nullement la source unique des documents. Il s'aidera utilement des nombreux et excellents ouvrages qu'il ne manquera pas de trouver autour de lui, soit à la bibliothèque de l'école, soit à celles du chef-lieu. Sans prétendre lui imposer notre choix, nous recommandons particulièrement à son attention les *Éléments d'anatomie et de physiologie*, de Milne-Edwards, les *Éléments de zoologie*, de Paul Gervais, et les *Éléments de zoologie*, de Paul Bert, leçons professées à la Sorbonne pour l'enseignement secondaire des jeunes filles ; ce dernier ouvrage est un chef-d'œuvre de clarté, de simplicité et d'intérêt. Enfin il ne faut pas oublier les articles spéciaux contenus dans le *Dictionnaire de pédagogie et d'instruction primaire* publié sous la direction de F. Buisson, et qui seront, pour le professeur, une mine inépuisable de renseignements.

Si nous conseillons au maître de se livrer à une préparation laborieuse et de puiser à plusieurs sources, ce n'est point afin qu'il fasse sa leçon plus détaillée, plus technique, plus *savante*. Loin de là. Toute sa peine, tous ses efforts doivent être constamment dirigés vers ces deux objets : *faire l'enseignement le plus simple et le plus éducatif possible*. Pour cela il faut dépouiller la leçon de tout caractère technique, la réduire à une forme très sobre, très discrète, dépourvue de prétentions. Mais, d'autre part, il faut, tout en se limitant à ces enseignements limpides et simples, user de la méthode la plus large, la plus synthétique, les rattacher sans cesse, par l'élévation même des considérations et des aperçus, aux lois les plus générales, de façon qu'ils apparaissent, non point comme des faits isolés, suspendus dans le vide, mais bien comme une partie organique, vivante, de tout l'ensemble des connaissances. Par là, et par là seulement, ces leçons auront toute leur vertu éducatrice. Elles porteront leur fruit le meilleur qui est de contribuer à fonder pour jamais, dans l'âme des auditeurs, cette habitude de liberté dans l'examen et de rigueur dans l'observation que l'on appelle l'esprit scientifique.

LEÇON PREMIÈRE

(Résumé)

Les Éléments anatomiques.

Sommaire : Décomposition de l'organisme en organes, tissus et cellules. Description et vie de la cellule. Tableau d'ensemble de la physiologie cellulaire.

Éléments anatomiques. — *Décomposition de l'organisme en organes, tissus et cellules.* — Le corps de l'homme, comme celui de tout être vivant, animal ou plante, n'est pas un tout homogène : c'est un assemblage de parties différentes les unes des autres. Il est formé par la réunion de plusieurs appareils ou *organes*, organes de la digestion, organes des sens, organes de la circulation, etc. — Pour étudier la vie et la structure de l'homme, il faut donc étudier séparément chacun de ces organes.

Mais un organe, à son tour, comprend des parties différentes, que l'on nomme des *tissus*. C'est ainsi que l'appareil digestif, par exemple, se compose de tissu musculaire, de tissu glandulaire, de tissu fibreux, etc. — Pour connaître les organes de l'homme, il convient donc d'étudier séparément les divers tissus qui les composent.

Ce n'est pas tout. L'invention du microscope a montré qu'il faut descendre un troisième échelon. Chaque tissu, en effet, se décompose en petites parties microscopiques, semblables les unes aux autres, mais séparées et distinctes les unes des autres, que l'on nomme les *cellules*. —

Pour étudier un tissu, il faut donc connaître les propriétés des cellules qui le constituent.

Ainsi l'être vivant se décompose en organes, les organes en tissus, et les tissus en cellules. C'est donc, en dernière analyse, dans l'étude des propriétés des cellules qu'il faut chercher l'explication des phénomènes de la vie ; c'est par cette étude que doit commencer ce cours. La cellule est en physiologie ce qu'est en chimie le corps simple : elle constitue la véritable unité anatomique.

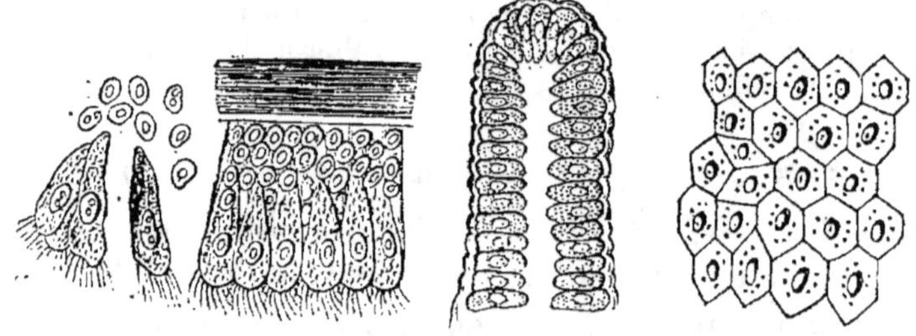

FIG. 1. — Cellules de la peau et des muqueuses.

Tout corps vivant n'est qu'une agglomération de cellules de diverses espèces, dont chacune existe par elle-même, dont chacune a sa naissance, sa vie, sa mort qui lui sont propres. La vie, les fonctions, la mort de l'homme, ne sont que la résultante de la vie, des fonctions, de la mort de ces éléments anatomiques.

Description et vie de la cellule. — Qu'est-ce qu'une cellule ? — Une cellule est une petite masse distincte, généralement formée de trois parties : un petit noyau central ; autour de ce noyau une substance transparente et granuleuse ; enfin une membrane très mince entourant et limitant cette substance.

Les dimensions des cellules varient selon les espèces ;

elles oscillent entre 1/1000 et 3 à 4/100 de millimètre. —
Leur forme est également très variable : tantôt la cellule
est *discoïde ronde*, tantôt elle est *sphérique*; ailleurs elle
est polygonale ou prismatique; parfois elle est *étoilée*,
munie de prolongements filiformes. Mais, à travers ces
différences d'aspect, on retrouve toujours les trois parties

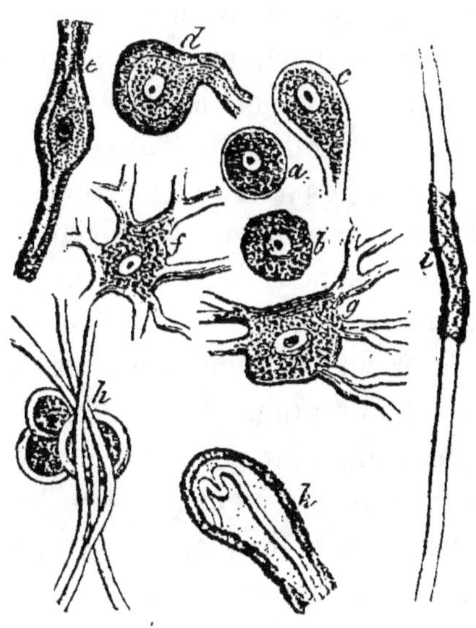

FIG. 2. — Cellules nerveuses.

constituantes : le noyau, la substance grenue et la membrane d'enveloppe.

Comment naît une cellule ? — Toute cellule procède
d'une cellule déjà existante, en vertu d'un procédé unique,
désigné sous le nom de *segmentation* : la cellule
primitive se partage en deux moitiés, chacune de ces
moitiés en deux autres, et ainsi de suite. Chacun de ces
fragments se munit d'un noyau, d'une membrane, et

devient ainsi une cellule complète, semblable à la cellule mère.

Comment vit une cellule ? — Ainsi née et formée, une cellule manifeste sa vie par trois phénomènes caractéristiques :

1° Par la *nutrition*. La cellule se nourrit, c'est-à-dire qu'elle renouvelle sa propre substance : elle puise, dans le sang qui la baigne, des matériaux neufs, et se débarrasse des matériaux anciens. Cet échange incessant entre le sang, d'une part, et la cellule de l'autre, s'opère à travers la membrane enveloppante, en vertu d'une loi de physique connue sous le nom d'*endosmo-exosmose*. Ainsi la composition de la cellule varie de seconde en seconde, n'est jamais immobile ; un double mouvement de destruction et de reconstruction s'opère sans cesse au sein de l'élément anatomique. (Faire ressortir ce fait, qu'au sein de ce tourbillon incessant, la forme, le type, les propriétés de la cellule restent pourtant les mêmes, comme si une force cachée les maintenait immuables à travers le changement de la substance.)

2° Par la *reproduction*. La cellule, à un moment donné, donne naissance, par segmentation, à de jeunes cellules qui vont reproduire exactement sa forme et ses fonctions.

Comment meurt une cellule ? — La cellule est essentiellement éphémère. Il vient un moment où son activité, épuisée, se ralentit : bientôt la cellule se détruit. Tantôt elle tombe en poussière ; tantôt elle s'infiltre de graisse et se liquéfie ; tantôt enfin elle se segmente à l'infini pour engendrer de jeunes cellules. De ces trois genres de disparition, le second est le plus fréquent.

Ensemble de la physiologie cellulaire. — Puisque le corps de l'homme n'est qu'une agglomération de cellules, il va de soi que la physiologie de l'homme reproduira exactement la description que nous venons de résumer de la vie des cellules.

L'homme, en effet, naît d'une cellule. A son origine, au moment où il apparaît dans le sein de sa mère, l'être vivant est constitué par une seule et unique cellule, l'ovule. C'est dans ce petit globule de quelques centièmes de millimètre que réside en germe l'être tout entier, avec sa future complication d'appareils et de fonctions. Au sein de cet ovule se manifeste un mouvement de segmentation qui crée un nombre infini de cellules nouvelles; ce mouvement est le point de départ d'une mystérieuse évolution qui ira continuant même après la naissance, et ne s'arrêtera plus avant que, par une série de transformations successives, elle ait réalisé le type parfait et complet de l'être humain. Dans cette cellule primitivement unique apparaissent successivement les différents éléments qui doivent composer les divers tissus de l'organisme. Ce sont, pour citer les principaux :

La cellule *nerveuse,* qui constituera le système nerveux tout entier, nerfs, cerveau, moelle ;

La cellule *musculaire,* qui composera l'immense appareil du mouvement ;

La cellule *épithéliale,* qui formera la peau, les muqueuses digestive et pulmonaire, les glandes, etc. ;

La cellule *conjonctive,* qui relie et soutient nos divers organes, et en fait un tout cohérent ;

La cellule *cartilagineuse,* d'où naîtront tous les os du squelette ;

La cellule du *sang,* ou globule rouge, chargée de s'emparer de l'oxygène de l'air, pour le porter aux organes, etc., etc.

Toutes ces cellules se groupent en tissus, les tissus forment les organes, et voilà l'être humain constitué.

Une fois constitué, l'homme se nourrit. Sa nutrition n'est autre chose que le total des nutritions de ses cellules. Il s'alimente, pour fournir aux cellules les matériaux de leur substance ; il respire, pour leur donner l'oxygène dont elles ont besoin ; d'autre part, il élimine sans cesse, sous diverses formes (sueur, urine, bile, etc.), les matériaux usés dont les cellules se sont débarassées. Le tourbillon perpétuel qui entraîne la substance des éléments anatomiques, modifie donc de seconde en seconde la substance tout entière de l'être humain. (Ne pas insister sur ce tableau de la nutrition, à laquelle il faudra revenir plus longuement dans une leçon ultérieure.)

Enfin les fonctions diverses que manifeste l'homme ne sont que le résultat des fonctions cellulaires. Il se *meut*, parce que la cellule musculaire se contracte ; il *digère*, parce que la cellule épithéliale sécrète et absorbe ; il *voit*, il *entend*, il *goûte*, parce que la cellule nerveuse possède la propriété de conduire les sensations et sert à les percevoir, etc.

Quatre conditions sont nécessaires pour que les cellules puissent vivre :

1° L'*humidité*. Les phénomènes d'échanges qui constituent la nutrition ne sont possibles qu'au sein d'une substance liquide, ou tout au moins fluide. La dessiccation des cellules entraine leur mort.

2° L'*oxygène*. Toute cellule, qu'elle appartienne à un animal ou à une plante, a besoin d'oxygène pour vivre.

3° *Certains principes chimiques*. Les cellules demandent trois ordres de substances : des matières azotées (fibrine, albumine), des hydro-carbures (sucres, graisses, fécules) et des matières salines (sels de chaux, sels de soude).

4° La *température*. Les cellules ne vivent qu'entre certaines limites de température. Dans l'échelle animale, la vie disparaît à zéro, augmente d'intensité jusque vers 35 à 40 degrés, et disparaît de nouveau au delà de 55 degrés. Pour ce qui est des tissus humains, on peut fixer approximativement à 30 et à 45 degrés les limites de la température compatible avec leur vie.

La cellule meurt dès qu'une de ces quatre conditions fondamentales vient à manquer :

Elle meurt de sécheresse, faute d'eau. Elle meurt d'asphyxie, faute d'oxygène. Elle meurt d'inanition, faute des principes qui la constituent. Elle meurt de froid ou de chaud, quand les limites de sa température nécessaire sont dépassées. Quand l'homme vient à mourir, c'est qu'une ou plusieurs de ces conditions ont cessé d'être réalisées : par exemple, quand il se noie, sa mort vient de l'asphyxie des cellules ; quand il ne mange pas, elle est causée par leur inanition, etc.

(Faire remarquer rapidement qu'au premier échelon de la vie, les êtres composés d'une cellule unique doivent trouver ces conditions dans le milieu extérieur où ils sont nés, mais que les cellules des animaux supérieurs ont besoin de les trouver réalisées à l'intérieur de l'organisme lui-même. Montrer que le corps humain, par exemple, n'est qu'une machine très compliquée, uniquement destinée à assurer sans cesse ces conditions, le système digestif apportant les matières azotées, hydro-carbonées et salines, — le système respiratoire introduisant l'oxygène, — l'appareil de la circulation distribuant aux cellules ces principes, — l'ensemble des appareils contribuant à maintenir la température au chiffre de 37 degrés ; qu'en un mot, cette complication de rouages n'est qu'un artifice grâce auquel la vie des cellules, et par conséquent la vie humaine, sont relativement indépendantes du milieu extérieur.)

LEÇON II

(Résumé)

Squelette. Articulations.

Sommaire : Description générale du squelette. Mécanisme des leviers osseux. Structure des os. Classification des articulations, leur distribution générale.

Squelette. — On donne le nom de squelette à cette charpente solide, formée de pièces diversement agencées et reliées entre elles, qui se nomment les *os*, et qui, chez les animaux supérieurs, forment avec les muscles l'appareil du mouvement : les muscles, s'attachant sur les pièces osseuses, les meuvent en divers sens et font exécuter à l'animal des mouvements de translation totale ou des mouvements partiels.

Le squelette n'est pas seulement un appareil de mouvement : il est aussi un appareil de protection, à l'abri duquel se développent et fonctionnent les viscères. Enfin il sert encore à rendre fixe et invariable la forme du corps. (Montrer que l'apparition du squelette dans la série animale coïncide avec le perfectionnement des fonctions, parce que la charpente dure est nécessaire pour que les organes se développent en sécurité, et pour que l'animal entre librement en relations avec le monde extérieur.)

Description générale. — Le squelette forme un tout continu dont toutes les parties se tiennent (à l'exception

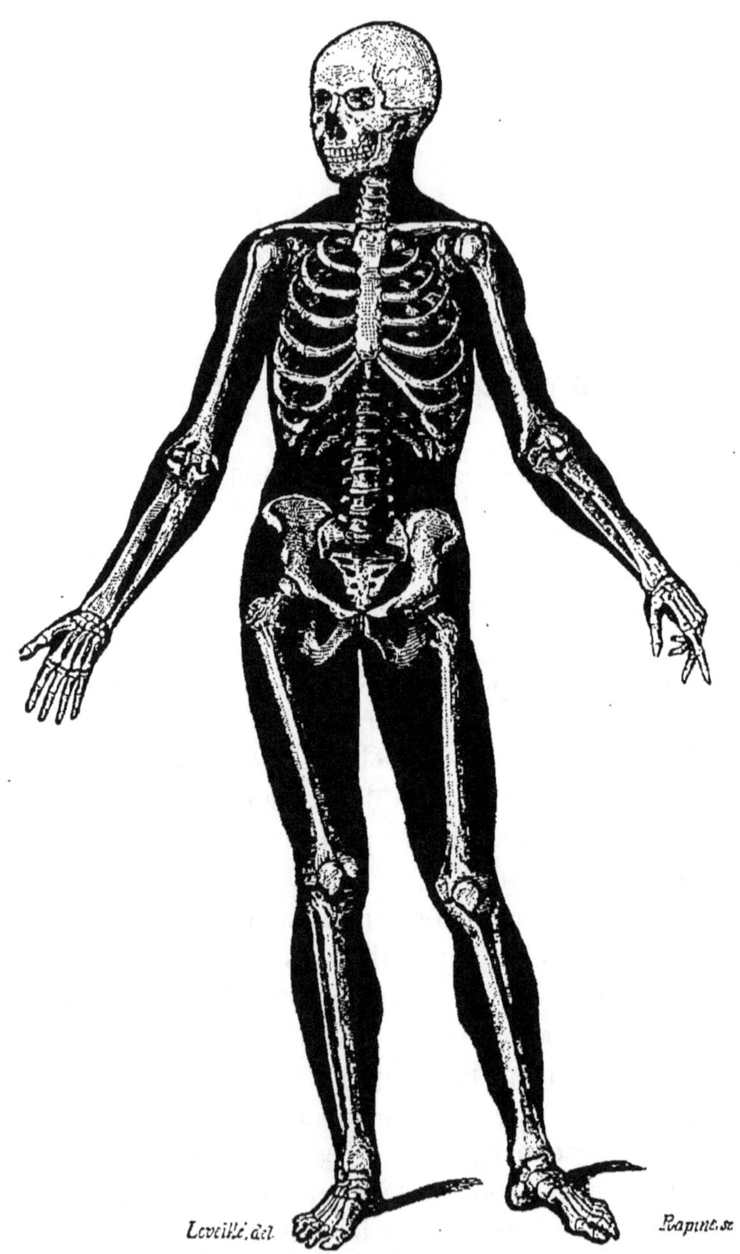

FIG. 3.

de quelques petits os détachés). L'axe de cette charpente est une longue et solide tige, la *colonne vertébrale*, qui présente à chacune de ses deux extrémités un renflement considérable ; le renflement supérieur est le *crâne*, l'inférieur est le *bassin*.

Une sorte de cage osseuse, le *thorax*, formée par les vingt-quatre côtes, le *sternum*, les *clavicules* et les *omoplates*, est suspendue à la partie moyenne de la colonne vertébrale.

Quatre longs prolongements, les *membres*, partent de cette colonne, les deux supérieurs s'attachant au thorax, les deux inférieurs au bassin. Chacun de ces membres peut se diviser en trois segments : *premier segment*, comprenant un seul os très volumineux (*humérus* pour le bras, *fémur* pour la cuisse) ; *deuxième segment*, comprenant deux os plus petits (*radius* et *cubitus* pour l'avant-bras, *tibia* et *péroné* pour la jambe) ; *troisième segment*, la main et le pied, ou les os sont à la fois très nombreux et très petits.

On voit, par ce coup d'œil d'ensemble, que le squelette est symétrique, c'est-à-dire qu'il est divisible, par un plan vertical antéro-postérieur, en deux moitiés absolument semblables.

Description détaillée. — La tête se compose de deux parties, le *crâne* et la *face*. — Le crâne est une boîte ovalaire, destinée à renfermer le cerveau et le cervelet, et formée de huit os, qui sont : en avant, le *frontal ;* en haut, les deux *pariétaux ;* sur les côtés, les deux *temporaux* (dans l'épaisseur desquels est logé l'appareil auditif); en arrière, l'*occipital ;* en bas, l'*ethmoïde* et le *sphénoïde*. Il faut remarquer que la multiplicité de ces pièces, admirablement agencées, fait du crâne une sorte de sphère très résistante, les chocs se décomposant dans les diverses sutures de ces os et perdant ainsi leur violence [1].

La base de cette sphère est percée d'un large trou, qui se superpose au canal des vertèbres et laisse pénétrer la moelle épinière dans le crâne. Cette base s'appuie

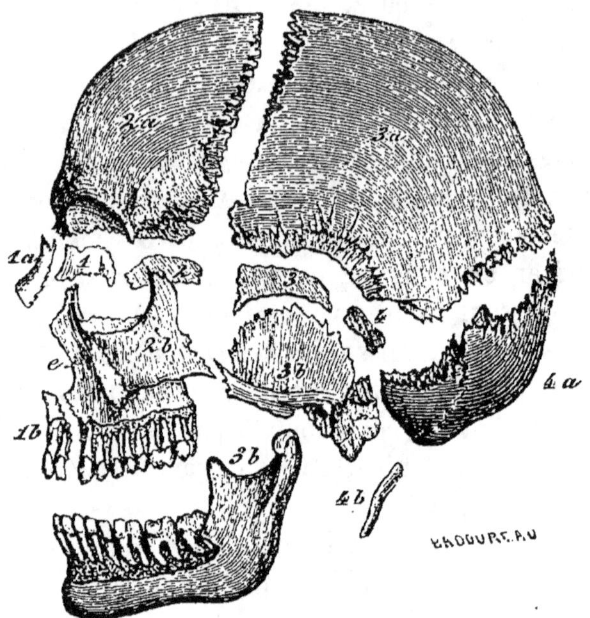

FIG. 4. — Le crâne et la face.

sur la première vertèbre, mais elle n'y repose pas en équilibre, la moitié antérieure du crâne étant alourdie par la face et tendant toujours à retomber en avant. (Les puissants muscles de la nuque corrigent cette disposition, relèvent la tête et lui donnent sa fierté d'allure caractéristique.)

1. Au moment de la naissance, les os de la voûte du crâne, incomplètement ossifiés, sont séparés par de larges espaces membraneux, les *fontanelles*, qui disparaissent et se comblent vers la deuxième ou la troisième année.

La *face* est formée de quatorze os, tous immobiles les uns sur les autres, sauf un, le *maxillaire inférieur*. Ce sont les os *malaires*, et les deux *maxillaires supé-rieurs*, articulés avec le frontal et formant avec lui la cavité de l'orbite, les os *nasaux*, les *cornets*, le *vomer*, qui concourent à former les fosses nasales, et les deux os *palatins*, qui séparent les fosses nasales de la bouche et forment la voûte palatine. Les maxillaires, supérieur

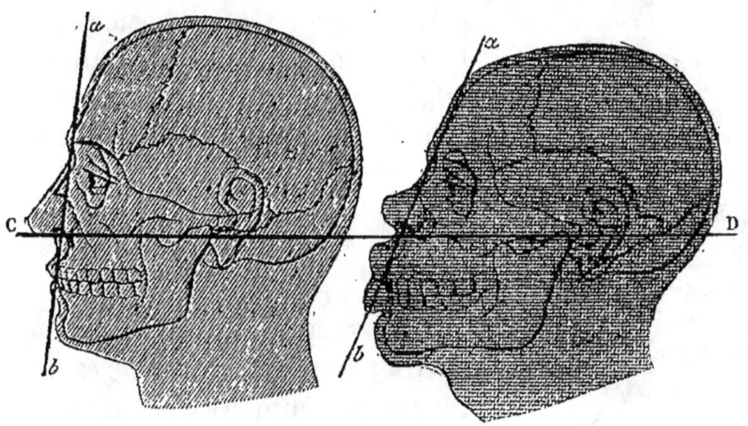

FIG. 5. — Angles faciaux d'un blanc et d'un nègre.

et inférieur, sont creusés sur leur bord de trente-deux cavités, ou alvéoles, où se logent les *dents*. Il faut regar-der comme une annexe de la face le petit os *hyoïde*, qui supporte la base de la langue et soutient le larynx.

Le crâne étant exactement moulé sur le cerveau, sa forme, ses dimensions exactes ont toujours préoccupé les savants ; ces dimensions et cette forme présentent de notables variétés suivant les diverses races humaines. La plus ancienne des mesures imaginées pour juger de ces différences est connue sous le nom d'*angle facial* (voy. fig. 5) et sert à indiquer le rapport entre le volume du crâne et celui de la face. Cet angle est formé de deux lignes partant toutes deux des incisives supérieures et aboutis-

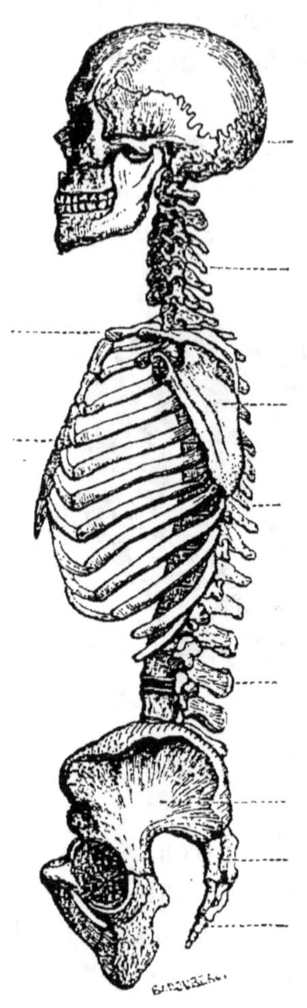

FIG. 6. — Crâne, colonne vertébrale, bassin et thorax.

sant l'une au milieu du front, l'autre au conduit auditif ; il est, chez l'Européen, de 80 à 85 degrés, de 73 degrés dans la race mongole, et de 70 degrés chez les noirs. (Dans la série animale le crâne et la face sont dans un rapport inverse de développement, l'un augmentant quand l'autre diminue ; en d'autres termes, le volume de la face diminue avec l'accroissement de l'intelligence.)

La *colonne vertébrale* est une longue tige osseuse, occupant la ligne médiane et postérieure du corps, et composée de vingt-quatre petits os, les *vertèbres* : chaque vertèbre est une sorte de disque très épais, dont les deux faces parallèles s'articulent solidement aux vertèbres voisines. Ce disque est percé d'un large trou, et la superposition de tous ces trous forme un long canal, où se loge la moelle épinière. Une longue saillie horizontale prolonge la vertèbre en arrière, et, prêtant attache aux muscles du dos, elle forme un levier puissant, à l'aide duquel ces muscles maintiennent droite la colonne, toujours tirée en avant par le poids des viscères.

La première vertèbre, l'*atlas*, est solidement attachée à la tête, et pivote sur la seconde, appelée *axis*, à laquelle elle n'est que faiblement reliée : de cette faiblesse de liens résulte ce fait que, quand le corps est suspendu par la tête (pendaison), ces attaches se peuvent rompre, les deux vertèbres se séparent, la moelle est rompue et la mort est instantanée. (De là le danger de soulever les enfants par la tête.)

Les sept premières vertèbres, dites *cervicales*, jouissent d'une grande mobilité, en rapport avec les mouvements variés que doit exécuter la tête. — Les douze suivantes, ou *dorsales*, supportent chacune une paire de longs arcs osseux recourbés, les *côtes*, qui forment avec le *sternum* la cage thoracique, contenant le cœur et les poumons. Les sept premières paires de côtes s'unissent au sternum, os impair et médian, qui complète la cage en avant ; les cinq dernières paires n'arrivent pas jusqu'au sternum, et sont nommées *fausses-côtes*. — Les cinq dernières vertèbres, dites *lombaires*, larges, solidement unies, se continuent par un appendice, formé de deux pièces, le *sacrum* et le *coccyx*, qui ne sont que des vertèbres soudées entre elles et modifiées dans leur forme. — La colonne vertébrale n'est complètement développée que vers l'âge de trente ans.

Le *membre supérieur* se fixe sur la cage thoracique à l'aide d'une sorte de base, de socle, formé par la *clavicule* en avant, l'*omoplate* en arrière : l'omoplate, os large et plat, enfoui dans les muscles du dos, s'applique en arrière sur les côtes supérieures, et présente une large cavité qui reçoit la tête de l'humérus ; il s'articule en avant avec la clavicule, petite pièce osseuse qui s'appuie sur le sternum.

Le premier segment de ce membre, le bras, est formé

par l'*humérus*, os long, solide, dont l'extrémité supérieure pivote dans la cavité de l'omoplate, tandis que l'extrémité inférieure est creusée d'une sorte de gorge de poulie sur laquelle tourne le cubitus.

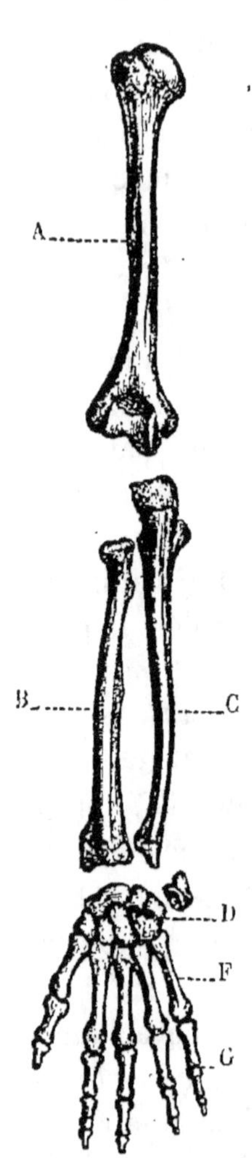

FIG. 7. — Membre supérieur : A, *hu-mérus* ; B, *radius* ; C, *cubitus* ; D, *car-pe* ; F, *métacarpe* ; G, *phalanges*.

L'avant-bras possède deux os, placés parallèlement, le *cubitus*, qui s'articule en haut avec la poulie de l'humérus et en bas n'arrive pas jusqu'à la main, et le *radius*, qui, au contraire, s'articule en bas avec la main, mais n'arrive pas en haut jusqu'à l'humérus. Le radius, entraînant la main, peut tourner autour du cubitus immobile, et donner lieu ainsi à deux situations de la main, la *supination* (paume en haut) et la *pronation* (paume en bas).

Le dernier segment, la main, se compose de trois parties : le poignet ou *carpe*, composé de huit petits os disposés en deux rangées parallèles ; — le *métacarpe*, formé d'une rangée de cinq petits os longs, dont l'un, qui porte le pouce, est indépendant et mobile : — enfin les *doigts*, dont chacun comprend trois petits os longs, les *phalanges*, à l'exception du pouce qui n'en possède que deux.

(Faire remarquer que, d'après ce qui précède, plus l'on s'éloigne du tronc, plus les divers segments deviennent courts, et les os de chaque segment nombreux : c'est-à-dire qu'à mesure qu'on se rapproche de l'extrémité du membre, les articulations se multiplient, permettant à la forme et à la position du membre de varier à l'infini pour s'accommoder à celles des objets à saisir. Au contraire, les grands os du bras et de l'avant-bras, énormes leviers à grands mouvements, portent rapidement et violemment la main partout où elle est nécessaire).

Le *membre inférieur* présente avec le précédent une grande analogie de construction.

La base du membre, la hanche, est formée de trois os, séparés dans le premier âge, et qui se soudent ensuite pour former un os unique, l'os *iliaque* ou *coxal*. Cet os plat et très large, solidement attaché en arrière au sacrum, forme avec celui du côté opposé une vaste ceinture osseuse, le *bassin*, qui loge la partie inférieure du tube digestif et les organes génito-urinaires. Le bassin est plus large chez la femme ; il termine en bas le tronc, et se trouve placé entre la colonne vertébrale, qui porte sur sa partie postérieure, et les fémurs qui s'attachent à ses parties latérales : disposition en vertu de laquelle le bassin offre au centre de gravité une large base, et qui a en outre ce résultat de briser et de décomposer les contre-coups de la marche, de la course, du saut, de la chute.

PÉCAUT. — Anatomie.

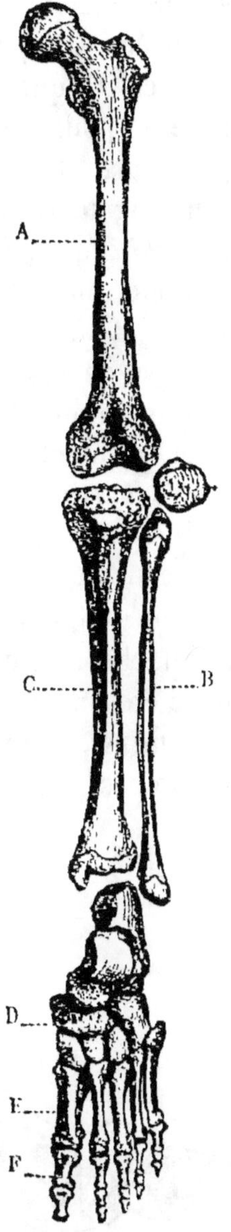

FIG. 8. — Membre inférieur : A, *fémur;* B, *péroné;* C, *tibia;* D, *tarse;* E, *métatarse;* F, *orteils.*

2

Premier segment, la *cuisse* : un seul os, le *fémur*, dont l'extrémité supérieure, coudée et arrondie, tourne dans une cavité que lui offre le bassin, et dont l'autre extrémité s'appuie sur le tibia. Un petit os, la *rotule*, protège en avant l'articulation du genou.

Second segment, la *jambe* : deux os, l'un solide, droit, épais, le *tibia*, qui porte le fémur et s'appuie sur le pied ; l'autre grêle, flexible, courbé, le *péroné*. Ici plus de mouvements analogues à la *supination* et à la *pronation* : le pied, base de sustentation, a en effet besoin de plus de solidité que de mobilité.

Second segment, le *pied*. Comme la main, il comprend trois parties : le *tarse*, formé de sept os, dont les deux principaux sont l'*astragale*, élevé au-dessus des autres et articulé avec le tibia et le péroné, et le *calcanéum* (os du talon qui), se prolonge en arrière pour donner attache aux puissants muscles du mollet et leur permettre de soulever le corps sur la pointe des pieds ; — le *métatarse*, composé de cinq petits os longs ; — les *doigts*, composé des *phalanges*.

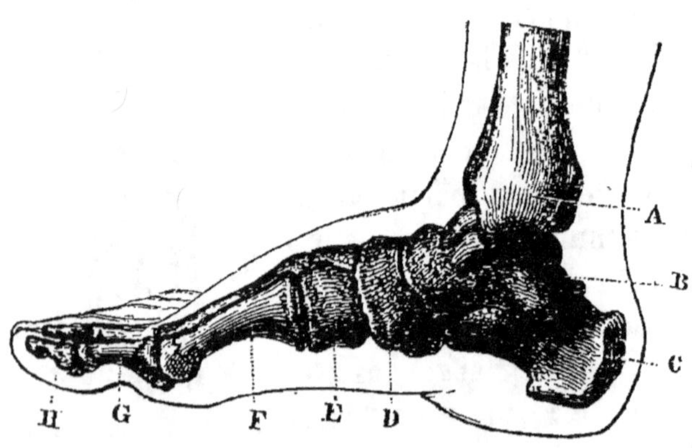

Fig. 9. — Le pied : A, *tibia* ; B, *astragale* ; C, *calcanéum*, E, D, *os du tarse* ; F, *métatarse*.

Mécanisme des leviers osseux. — Ce sont les muscles qui meuvent les os. Un muscle s'attache toujours au squelette par ses deux extrémités (à très peu d'exceptions près) ; en se contractant, il ne fait donc que rapprocher deux os l'un de l'autre, et naturellement il prend appui sur l'os le plus résistant pour entraîner le plus mobile. Or, de deux os, le plus mobile est toujours le plus éloigné du tronc : donc le muscle s'appuie toujours sur l'os le plus rapproché du tronc pour mouvoir l'os le plus distant : d'où il suit que les muscles destinés à mouvoir le pied sont situés sur la jambe, ceux qui doivent mouvoir la jambe sont situés sur la cuisse, ceux qui meuvent la cuisse occupent le bassin, etc.

Considérés comme organes de mouvement, les os sont des appareils de mécanique parfaitement comparables aux leviers, dont ils reproduisent les trois variétés :

Levier du premier genre (où le point d'appui est placé entre le point d'application de la puissance et celui de la résistance). Exemple : la tête en équilibre sur la colonne vertébrale, sollicitée en avant par le poids de la face, maintenue en arrière par les muscles de la nuque.

Levier du second genre (où le point d'application de la résistance est situé entre le point d'appui et le point d'application de la puissance). Exemple : l'articulation du cou-de-pied, quand on soulève le corps en se dressant sur la pointe des pieds, ce qui a lieu dans la marche à chaque pas, au moment où le membre inférieur va se détacher du sol pour osciller et se porter au-devant de l'autre. Le point d'appui est la pointe du pied appuyé au sol ; la puissance est représentée par les muscles du mollet, s'insérant au bout du talon (calcanéum) ; la résistance, c'est le poids du corps, transmis par le tibia à l'astragale. (Remarquer qu'en ce genre de levier, le bras

de levier de la force est plus long que celui de la résistance, disposition éminemment avantageuse dès qu'il
s'agit d'efforts aussi considérables.)

Levier du troisième genre (où le point d'application de
la puissance est situé entre le point d'appui et le point
d'application de la résistance), très fréquent dans l'économie. Exemple : l'articulation du coude; le point
d'appui est l'articulation même ; la force, représentée par
le biceps, s'applique au radius, un peu au-dessous de l'articulation ; la résistance est représentée par le poids que
soulève la main. Le bras de levier de la puissance est ici
plus court que celui de la résistance, en sorte que l'énergie de la contraction doit toujours dépasser le poids soulevé; mais, en revanche le mouvement regagne en étendue ce qu'il perd en force.

Il faut remarquer que l'énergie du mouvement dépend
encore de la façon dont le muscle s'attache, s'insère à
l'os mobile : plus cette insertion est oblique, moins cette
énergie est grande, car dans la traction oblique une
grande partie de la force est perdue. Ainsi le biceps, qui
s'insère très obliquement sur l'avant-bras, provoque un
mouvement dont le début est relativement faible, comparé
à l'action des muscles du mollet qui s'insèrent perpendiculairement au calcanéum : la force déployée par ces derniers est tout entière utilisée dès le début du mouvement.

Structure des os. — De quoi se compose un os? Quand
on l'a fait macérer quelque temps dans un acide énergique
on voit qu'il ne reste qu'une matière molle, gélatineuse,
grise, ayant la forme de l'os : l'acide a dissous ce qui
donnait à l'os sa rigidité, les sels calcaires, et il a respecté
la partie non minérale, organique, le *cartilage*. Un os
n'est donc qu'un cartilage incrusté de sels de chaux.

Voici la composition chimique de l'os :

Matière organique...........	33,30
Phosphate de chaux.........	51,04
Carbonate de chaux.........	13,30
Phosphate de magnésie......	1,16
Sels de soude..............	1,20

66,70

100,000

On voit qu'il renferme environ 33,30 de substance cartilagineuse contre 66,70 de matières salines.

Lorsque l'on divise un os par un trait de scie, on voit qu'il est formé, à sa surface, d'une couche plus ou moins épaisse de substance *compacte*, dense, unie, tandis qu'à l'intérieur, il est constitué par de minces cloisons qui s'entre-croisent en limitant des cavités plus ou moins larges, de manière à former un tissu *spongieux*.

Dans les os *longs* (humérus, fémur, radius, etc.), la couche compacte est solide et épaisse, et le tissu spongieux se raréfie et disparaît de façon à ménager au centre de la tige osseuse une longue cavité, où se loge la *moelle* (la moelle des os est une substance graisseuse qui n'a rien de commun avec la moelle nerveuse de l'épine dorsale). — Dans les os *courts* (vertèbres, carpe, tarse), et dans les os *plats* (crâne, bassin, côtes), la coque compacte est mince et l'os est presque entièrement spongieux.

Examiné au microscope, le tissu osseux présente de petites cavités étoilées et de fins canaux ramifiés : les cavités sont les cellules du tissu osseux, ou *ostéoblastes*, et les canaux logent les dernières ramifications des vaisseaux sanguins de l'os. En effet une artère, parfois plusieurs pénètrent dans chaque os et s'y ramifient pour le nourrir.

La surface des os est recouverte par le *périoste*, membrane fibreuse entièrement adhérente à l'os, et sur laquelle viennent s'attacher les tendons qui terminent les muscles.

Cette membrane possède la propriété de régénérer sans cesse de nouvelles couches osseuses, et par là elle assure à l'os une vie indépendante au milieu des autres tissus : un lambeau de périoste, détaché de l'os d'un animal vivant et introduit au sein des parties molles de cet animal (ou d'un autre animal de même espèce), régénère un os de même forme que le lambeau. C'est grâce à cette propriété que l'on peut, en certaines opérations, enlever à un malade un tronçon d'os, en respectant le périoste, et permettre ainsi la réparation de la tige osseuse enlevée.

Articulations. — Le squelette, avons-nous dit, bien que formé de diverses pièces, forme un tout continu : les pièces osseuses s'unissent, s'articulent, entre elles.

Les articulations unissent les os de façon à les maintenir immobiles ou au contraire à leur permettre des mouvements plus ou moins étendus. De là trois classes d'articulations :

1° Les articulations *immobiles*, où les os sont invariablement rivés les uns aux autres ;

2° Les articulations *semi-mobiles*, qui laissent aux os une mobilité très restreinte ;

3° Les articulations *mobiles*, où les os jouissent d'une indépendance considérable.

Les premières unissent tous les os du crâne et ceux de la face, à l'exception du maxillaire inférieur : tantôt les os s'unissent par l'engrènement réciproque de leurs bords dentelés (sutures), tantôt ils sont simplement juxtaposés et fortement reliés par un cartilage, qui adhère à la fois à l'un et à l'autre.

Les secondes occupent l'axe du tronc ; elles unissent entre elles les vertèbres : les os sont ici superposés et réunis par un solide cartilage, assez élastique pour leur permettre quelques mouvements ; en outre, deux ligaments fibreux courent du haut en bas de la colonne vertébrale, l'un en avant, l'autre en arrière, s'appliquant sur les vertèbres, les entourant d'une sorte de manchon résistant et les maintenant ainsi au contact les unes des autres.

Les troisièmes, les plus nombreuses, occupent tout le reste du squelette, et elles unissent en particulier les os des membres. Leur forme varie selon les mouvements. Ainsi l'articulation de l'épaule, qui doit permettre au bras de se mouvoir en tous sens, est constituée par la tête renflée et sphérique de l'humérus, tournant dans une cavité circulaire que lui présente l'omoplate ; un manchon fibreux qui va d'un os à l'autre, entoure complètement l'articulation et maintient les deux os rapprochés : toute semblable est l'articulation de la hanche. Au contraire l'articulation du pied avec la jambe est constituée de façon à limiter les mouvements du pied ; le tibia et le péroné forment une mortaise profonde, dans laquelle l'astragale se meut comme la lame d'un couteau de poche entre les deux moitiés du manche, et des ligaments nombreux augmentent encore la solidité de cette union.

Ces articulations mobiles ont besoin, pour *jouer* librement, que les os se touchent par des surfaces perpétuellement humectées et comme huilées. De là le rôle de la *synovie*, liquide filant et transparent, sécrété par une membrane, ou *bourse synoviale*, qui entoure la jointure de tous les côtés ; elle lubréfie les surfaces articulaires et en assure le jeu silencieux et aisé.

La bourse synoviale est partout continue à elle-même et enferme l'articulation ; de là un fait remarquable : cette bourse étant parfaitement vide d'air, les surfaces osseuses ne peuvent s'écarter sans laisser le vide entre elles, et par suite sans être ramenées l'une contre l'autre par toute la force de la pression atmosphérique ambiante. La pression atmosphérique contribue ainsi pour une large part à la solidité de nos articulations [1].

Une articulation est d'autant plus solide, que les mouvements en sont moins étendus : un choc fera plus aisément sortir l'humérus de la cavité peu profonde de l'omoplate qu'il ne chassera l'astragale de la profonde mortaise de la jambe.

Quand une violence quelconque exagère les mouvements d'une articulation, deux phénomènes peuvent se produire : les deux os se séparent un instant sous le choc et les ligaments sont distendus, parfois déchirés, mais les os reprennent immédiatement leur place : c'est là l'*entorse* ; ou bien les os se séparent complètement, rompant leur articulation : c'est là la *luxation*.

---

1. C'est ainsi que, sur un cadavre, tous les muscles et ligaments qui relient le fémur au bassin, étant coupés, cet os n'en reste pas moins fortement attaché à l'os iliaque. Pratique-t-on une boutonnière à la synoviale, l'air s'y introduit, et les deux os se séparent.

LEÇON III

(Résumé)

Le tube digestif.

SOMMAIRE : Considérations générales. Bouche et dents. Pharynx. Œsophage. Estomac.

Considérations générales. —Les aliments destinés à réparer les pertes de nos tissus ne sont pas en entier assimilables : une partie seulement est propre à la nutrition, mais ne peut être absorbée qu'après avoir subi une série de transformations diverses ; l'autre partie est inassimilable et doit être rejetée. Les organes de la digestion forment un long canal, *canal* ou *tube digestif*, étendu de la bouche à l'anus, dont le rôle est de séparer l'une de l'autre ces deux parties, de convertir la première en *chyle* absorbable, d'absorber ce chyle, et d'éliminer la seconde. — La présence du canal digestif est un des caractères de l'animal ; dans les espèces inférieures, l'animal entier n'est qu'un sac alimentaire ; à mesure que l'on remonte l'échelle animale, ce sac se complique, se munit de deux ouvertures, s'allonge, se replie sur lui-même, se complète par l'adjonction de glandes digestives, enfin s'abrite derrière une charpente osseuse. Il est plus long chez les herbivores (vingt à trente fois la longueur du corps), beaucoup plus court chez les carnivores ; chez l'homme il égale six à sept fois la longueur du corps (11 mètres environ).

Le tube alimentaire est situé au-devant de la colonne vertébrale, à laquelle il s'attache dans toute son étendue. — Il commence à la partie inférieure et médiane de la face, descend dans le cou, traverse verticalement la poitrine, entre dans l'abdomen, s'y replie et s'y installe de façon à le remplir presque entièrement, et enfin vient se terminer au-devant de la dernière vertèbre (coccyx). — Il est formé de diverses portions qui sont, de haut en bas, la *bouche*, le *pharynx*, l'*œsophage*, l'*estomac*, l'*intestin grêle* et le *gros intestin*. Au point de vue physiologique, on peut le diviser en trois parties : la première, *ingestive*, destinée simplement à l'introduction des aliments, et composée de la bouche, du pharynx et de l'œsophage ; la seconde, *digestive*, comprenant l'estomac et l'intestin grêle ; la troisième, *éjective*, le gros intestin. — Enfin trois appareils glandulaires, les *glandes salivaires*, le *foie* et le *pancréas*, sont des annexes du tube alimentaire et complètent l'appareil de la digestion.

La structure générale du tube digestif est la suivante, d'un bout à l'autre de son trajet. On le trouve composé, en allant de dehors en dedans, de trois couches successives : 1° une couche *musculaire*, destinée à lui imprimer des mouvements variés ; 2° une couche *fibreuse*, véritable charpente qui forme comme le squelette du tube ; 3° une couche *muqueuse*, munie de glandes, qui se trouve en contact direct avec les aliments et joue le principal rôle dans la digestion : la muqueuse digestive se continue directement, à la bouche et à l'anus, avec la peau ; elle n'est que le prolongement de la peau à l'intérieur du canal alimentaire.

Il convient d'étudier successivement l'appareil digestif dans chacune de ces portions.

A. **Bouche**. — La bouche est une cavité qui forme la

partie supérieure des voies digestives et des voies respiratoires. Elle est située en arrière des lèvres, entre les joues,
au-dessous des fosses nasales ; elle constitue un appareil
très compliqué destiné à la fois à la mastication, à l'insalivation et à l'articulation des sons.

L'ouverture de la bouche est limitée par les *lèvres :* les
lèvres sont un anneau musculaire, ou, comme on dit,
un *sphincter*, qui en se
resserrant, en se contractant, obture complètement
l'orifice buccal, ou au contraire se dilate pour l'ouvrir tout grand. C'est sur
les lèvres que la peau
change de couleur et de
caractère pour devenir
membrane muqueuse.

Derrière les lèvres se
trouvent les *dents*. On
compte, dans l'âge adulte,
trente-deux dents, seize
pour chaque mâchoire. Division des dents en :

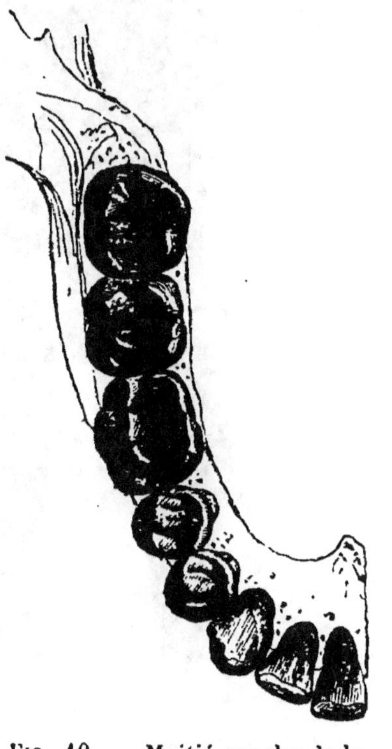

1° *Incisives*, dents plates
et tranchantes, au nom

Fig. 10. — Moitié gauche de la
mâchoire supérieure.

bre de huit, placées au milieu des mâchoires ;

2° *Canines*, faisant suite aux précédentes, dents petites
et pointues, destinées à déchirer les aliments ; il y en a
quatre ;

3° *Molaires*, dents larges, cubiques, hérissées d'aspérités, faites pour broyer et moudre les aliments ; il y en
a vingt, se divisant en huit *petites molaires*, rangées à

la suite des canines, et douze grosses molaires, occupant le fond de la bouche. Les dernières molaires de chaque mâchoire se nomment *dents de sagesse*.

Ainsi, en partant du milieu de l'une ou de l'autre

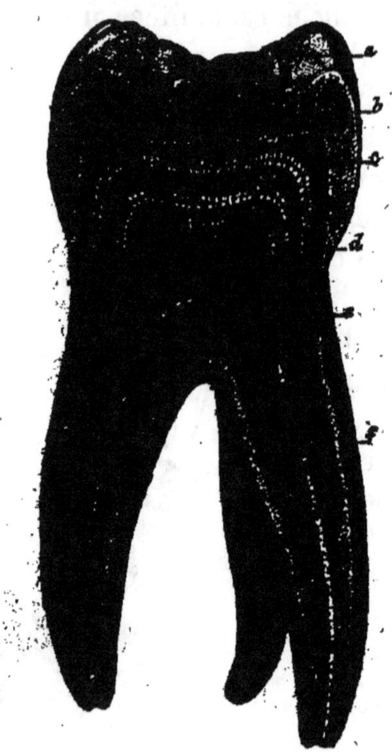

FIG. 11. — Coupe d'une grosse molaire (grossie).

mâchoire et en suivant son bord jusqu'à son extrémité postérieure, on trouve successivement :

Deux incisives,
Une canine,
Deux petites molaires,
Trois grosses molaires.

Toutes les dents sont solidement implantées dans les

maxillaires : chacune est logée dans une cavité qui lui est propre et qui se nomme l'*alvéole;* une partie de la dent reste donc cachée au sein de l'os, c'est la *racine;* l'autre partie, la *couronne,* est libre et visible ; ces deux parties sont séparées l'une de l'autre par un léger rétrécissement, ou *collet.*

La muqueuse de la bouche, qui tapisse les maxillaires vient border chaque dent au niveau du collet, formant ainsi un fin bourrelet rose, qui est la *gencive.* — Le nombre des racines varie avec les espèces de dents : les incisives, les canines et les petites molaires n'ont qu'une racine ; les grosses molaires en ont deux, parfois trois, longues et fortes ; quand ces racines se recourbent en crochet, la dent est dite «barrée». — Les dents de l'enfant, ou *dents de lait,* sont au nombre de vingt seulement, les grosses molaires faisant défaut : cette première dentition n'est pas permanente. Elle fait place, à partir de la sixième année, à la dentition définitive; les dents de sagesse ne poussent que vers l'âge de vingt ans.

La bouche est limitée latéralement par les *joues,* paroi musculaire allant des os supérieurs de la face au maxillaire inférieur, et assez flottante pour permettre à ce dernier os d'aller et de venir librement. La laxité des joues fait de la bouche une cavité dilatable, où les aliments peuvent s'entasser avant de subir la trituration des dents.

La *voûte palatine* forme le plafond de la bouche et la sépare des fosses nasales ; cette voûte osseuse offre aux aliments un plan résistant, sur lequel la langue les écrase pour les goûter; elle se continue en arrière par un prolongement membraneux, appelé *voile du palais,* qui jouit d'une certaine mobilité.

Le plancher de la bouche est en grande partie constitué

par la *langue*. La langue est un organe formé de muscles et par conséquent susceptible de se contracter, de s'allonger

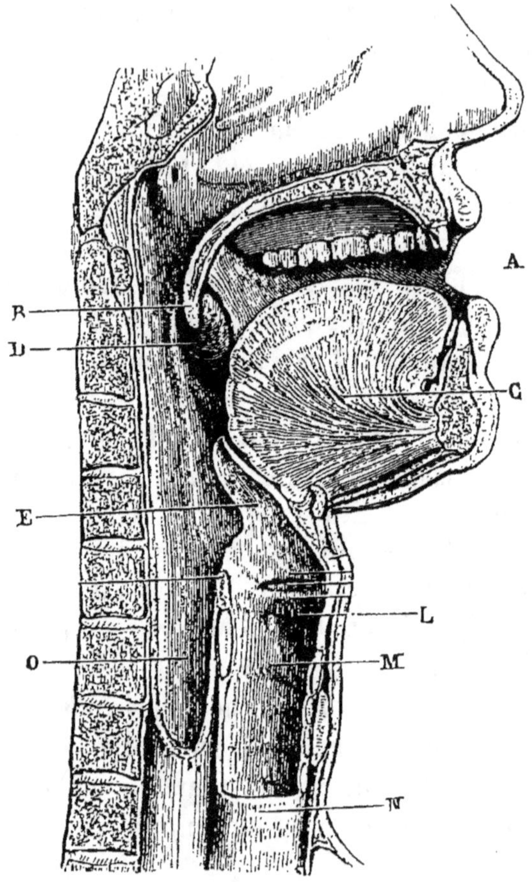

FIG. 12. — Pharynx et bouche : A, *bouche ;* B, *luette ;* C, *langue ;* E, *épiglotte ;* O, *œsophage.*

et de se mouvoir en divers sens. Sa forme est celle d'un cône recourbé ; la base du cône s'attache solidement à l'os hyoïde, à la mâchoire inférieure et à d'autres os de la face, tandis que la pointe flotte librement dans la bouche. Une enveloppe muqueuse, remarquable par ses papilles nerveuses (sens du goût), recouvre toute la langue et se continue avec le reste de la muqueuse digestive. Le rôle de la langue est triple : elle promène la bouchée alimentaire sous les dents, la rassemble, la lance vers le pharynx, — elle est l'organe du goût, — elle sert à articuler les sons.

B. Pharynx. — Le pharynx est une sorte de vaste entonnoir ouvert en avant, et qui sert de vestibule commun aux voies digestives et aux voies respiratoires. Quatre ouvertures aboutissent dans ce carrefour. Ce sont :

      1° La bouche, en avant ;

      2° Les fosses nasales, en haut ;

      3° Le larynx (extrémité supérieure des voies respiratoires), en bas ;

      4° L'œsophage, en arrière.

Le larynx vient s'ouvrir dans le pharynx en arrière de la langue, de manière que, pour atteindre l'œsophage, les aliments doivent nécessairement passer par-dessus le trou laryngé ; mais une soupape mobile, l'*épiglotte*, ferme ce trou au moment où la bouchée franchit ce passage. De même une seconde soupape, la *luette*, qui est le prolongement du voile du palais, vient, pendant ce passage, s'appliquer à l'ouverture des fosses nasales pour la boucher et empêcher aliments ou boissons de refluer vers le nez. Le trou béant de l'œsophage reste donc seul ouvert au bol alimentaire qui s'y précipite. — Le défilé légèrement rétréci par lequel la bouche s'ouvre dans le pharynx a reçu le nom d'*isthme du gosier*.

C. Œsophage. — Long canal musculo-membraneux étendu verticalement du pharynx à l'estomac. Il descend en avant de la colonne vertébrale, immédiatement derrière le larynx et la trachée, arrive dans la poitrine, passe entre les poumons et en arrière du cœur, traverse le diaphragme et arrive dans l'abdomen où il se renfle en une énorme poche pour former l'estomac. Comme tout le tube digestif, il est composé d'un squelette fibreux revêtu d'une couche muqueuse en dedans, d'une couche musculaire en dehors ; cette dernière se compose de deux plans de fibres, les unes longitudinales, capables de raccourcir l'œsophage,

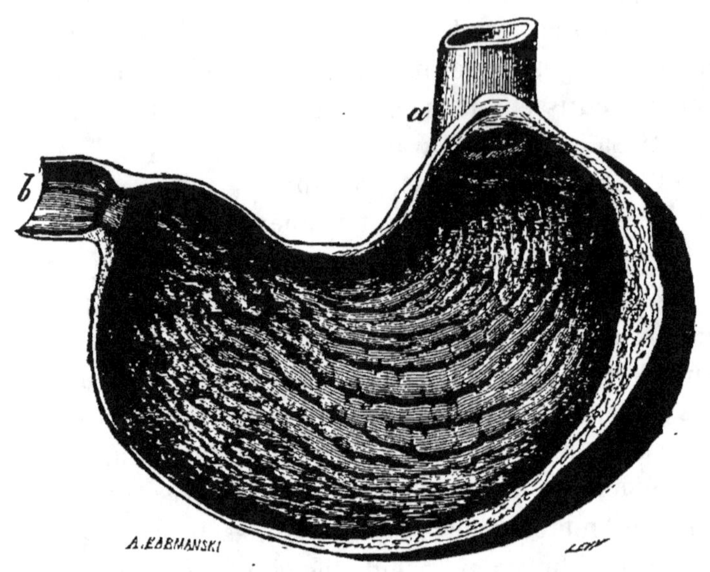

FIG. 13. — Estomac : a, *cardia* ; b, *pylore*.

les autres annulaires, servant à le rétrécir. Le point où l'œsophage atteint l'estomac forme un défilé, nommé le *cardia*.

D. Estomac. — L'estomac peut être considéré comme une énorme dilatation du tube digestif, et c'est aussi la portion de ce tube qui joue dans la digestion le principal rôle. — Forme : c'est celle d'un cône légèrement aplati et recourbé, dont la base serait à gauche et se continuerait avec l'œsophage, tandis que le sommet, situé vers la droite, aboutirait à l'intestin. Situation : il est situé immédiatement au-dessous du diaphragme et occupe la partie supérieure de l'abdomen, en empiétant sur la gauche, la droite étant remplie par le foie ; distendu par les aliments, il descend jusqu'au niveau du nombril. — Volume : entrêmement variable suivant l'état de vacuité ou de plénitude, et suivant que l'individu est gros mangeur ou qu'au contraire il subit des privations (on l'a vu tantôt réduit au volume du poing, tantôt remplir presque entièrement l'abdomen). — Structure : les trois couches déjà décrites. La couche musculaire, avec son double plan de fibres, peut faire exécuter à l'estomac des mouvements de contraction en tous sens, qui pétrissent les aliments. La couche muqueuse, très épaisse, est surtout remarquable par la présence de glandes particulières, les *glandes à pepsine*, qui donnent au sac gastrique ses propriétés digestives. A l'endroit où l'estomac se continue avec l'intestin, c'est-à-dire à son extrémité droite, on voit un solide anneau musculaire, le *pylore*, qui ferme l'issue de la poche stomacale et empêche les aliments de passer dans l'intestin avant leur complète digestion.

LEÇON IV

(Résumé)

Le tube digestif (*suite*).

SOMMAIRE : L'intestin grêle, sa structure. — Le gros intestin, sa structure. — Les glandes salivaires. — Le foie et la bile. — Le pancréas.

A. Intestin grêle. — C'est la plus longue portion du tube intestinal. Sa longueur est d'environ 6 à 7 mètres, son diamètre moyen de 3 centimètres. Il commence au pylore et finit à la valvule iléo-cæcale, qui le sépare du gros intestin.

Structure. — Ici encore, on retrouve la triple tunique, musculaire au dehors, avec deux plans de fibres, les unes longitudinales, les autres annulaires ; fibreuse au milieu ; muqueuse au dedans. La muqueuse intestinale présente une conformation remarquable ; elle possède des *villosités*, des *valvules* et des *glandes*.

Les *villosités* sont de très petites saillies d'environ 1 dixième de millimètre, qui hérissent en grand nombre la surface de l'intestin et lui donnent l'aspect du velours ; il y en a environ dix millions dans tout l'intestin grêle. Chacune de ces villosités renferme un riche réseau d'artères et de veines, ainsi qu'un réseau lymphatique : ce qui démontre que le rôle des villosités est un rôle d'absorption ; elles servent à multiplier, en quelque sorte, la surface intestinale, et leurs vaisseaux, séparés des aliments par une mince membrane, absorbent les sucs nutritifs.

Les *valvules* sont des replis de la muqueuse, replis

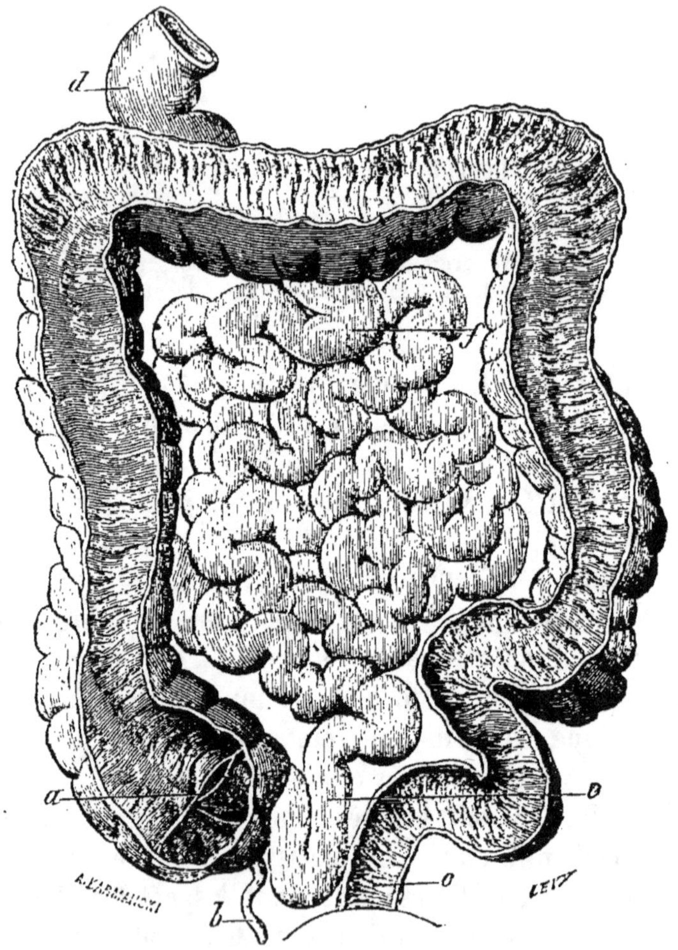

Fig. 14. — Tube intestinal : d, *duodénum* ; c, *rectum* ; a, *valvule iléo-cœcale* ; b, *appendice vermiforme* ; f, *intestin grêle*.

qui n'occupent pas toute la circonférence du tube, mais seulement les deux tiers ou les trois quarts ; leur bord libre flotte dans l'intestin, dont elles servent aussi à augmenter la surface. Leur nombre est d'environ huit à neuf cents.

Les *glandes* sont extrêmement nombreuses et de plusieurs espèces ; une seule de ces espèces en compte de quarante à cinquante millions ; elles sécrètent le suc intestinal. (Le nombre immense de ces glandes explique que tout ce qui modifie leur activité retentisse aussi gravement sur la santé, et qu'en particulier l'exagération de

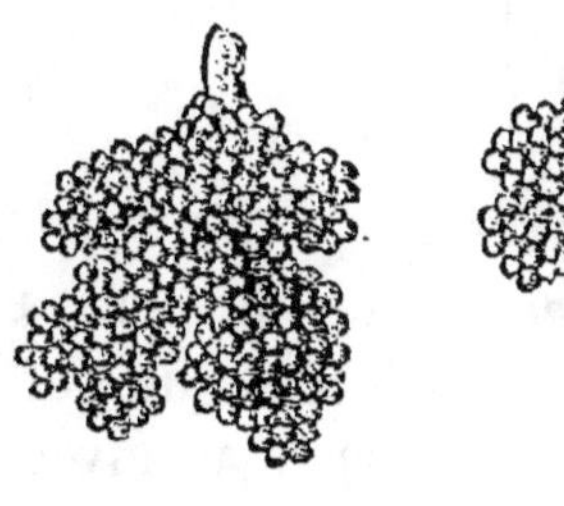

Fig. 15. — Glandes de l'intestin.

cette activité, dans les diarrhées, cause un si prompt et si profond affaiblissement.)

Disposition. — La première portion de l'intestin grêle, celle qui fait immédiatement suite à l'estomac, a reçu le nom de *duodénum* ; c'est dans cette portion, longue d'environ 20 à 25 centimètres, que viennent s'ouvrir les deux canaux qui apportent l'un la bile et l'autre le suc pancréatique (voyez plus loin). L'intestin grêle est extrêmement flexueux ; il se replie sur lui-même, formant une foule de circuits, de *circonvolutions,* se glissant dans tous les interstices que laissent entre eux les divers organes abdominaux et profitant des moindres vides. Il n'est pas complètement libre, malgré sa mobilité. Une membrane à la fois très fine et très résistante, le *péritoine,* l'enveloppe sur tout son trajet, lui formant comme une quatrième tunique, et le rattache solidement à la colonne vertébrale. Mais ce lien est assez lâche pour laisser à l'intestin grêle une grande liberté de mouvements. De là vient que si la paroi abdominale offre quelque point faible, quelque solution de continuité, l'intestin s'y glisse et fait saillie au dehors (hernies). D'autre part, cette mobilité lui est indispensable pour lui permettre de reculer et de céder la place aux autres organes quand ils sont distendus (l'utérus par le produit de la conception, l'estomac par la digestion, la vessie par l'urine, etc.).

B. Gros intestin. — C'est la partie terminale du tube digestif. Il commence dans la fosse iliaque droite (c'est-à-dire un peu au-dessous de l'os iliaque), s'élève verti-calement, puis, parvenu au niveau du foie, il se coude à angle droit, se dirige horizontalement vers la gauche, se coude une seconde fois, descend verticalement, parvient dans la fosse iliaque, où il décrit une double flexuosité en forme d'S, et, arrivé devant les dernières vertèbres, des-cend verticalement pour aboutir à l'anus. Il forme donc une sorte de circonférence, ou, si l'on veut, de cadre, entourant la masse des circonvolutions de l'intestin grêle.

Sa longueur totale est comprise entre $1^m,50$ et 2 mètres. Son diamètre, comparé à celui de l'intestin grêle, est énorme; il varie, suivant la portion que l'on considère, entre 5 et 10 centimètres; c'est que le gros intestin n'est pas un canal de passage, comme celui qui le précède, mais bien un réservoir de dépôt, où s'entassent, avant d'être éliminés, les résidus de la digestion.

Sa forme est également différente de celle de l'intestin grêle. Elle n'est pas régulièrement cylindrique, mais elle présente de grosses bosselures, disposées en trois séries parallèles à l'axe de l'intestin. Les fibres musculaires longitudinales, au lieu d'occuper toute la circonférence du tube, comme dans les autres parties de l'appareil digestif, sont ici disposées en trois bandes, qui séparent les séries de bosselures.

Le gros intestin commence par une sorte de large cul-de-sac renflé, dans lequel vient s'ouvrir la portion terminale de l'intestin grêle ; ce cul-de-sac a reçu le nom de *cœcum*. Une soupape formée de deux lèvres membraneuses ferme l'orifice de communication des deux intestins : c'est la *valvule iléo-cœcale* ; elle laisse passer les aliments de l'intestin grêle dans le cœcum, mais ne leur permet pas de refluer en sens inverse. La portion ascendante du gros intestin se nomme le *côlon ascendant* ; elle est d'un diamètre considérable ; la portion horizontale a reçu le nom de *côlon transverse*, tandis que la portion descendante qui lui fait suite s'appelle *côlon descendant*. L'intestin subit alors une double courbure, qui lui fait prendre le nom d'*S iliaque*, puis se termine par une portion verticale, le *rectum*, canal d'un grand diamètre, qui suit la courbure du sacrum, et forme l'extrémité inférieure du tube digestif : un épais anneau musculaire le ferme solidement.

Un peu au-dessous de la valvule iléo-cœcale, vers le fond du cœcum, s'ouvre un petit appendice, mince et long, terminé en cul-de-sac, l'*appendice vermiforme* : c'est le vestige, parfaitement inutile chez l'homme, d'un organe digestif important chez beaucoup d'animaux : les aliments passent habituellement devant son orifice sans s'y engager ; quand par malheur ils y pénètrent, il n'est pas rare de voir survenir l'inflammation et la perforation de ce dangereux appendice, accidents presque toujours suivis de mort.

La muqueuse du gros intestin, n'étant pas destinée à jouer un rôle important dans les phénomènes d'absorption, diffère essentiellement de celle de l'intestin grêle : elle est parfaitement lisse et glabre, ne possède ni villosités ni valvules, et ne contient qu'un nombre restreint de glandes. Néanmoins elle jouit d'un pouvoir absorbant sensible, quoique très faible : elle assimile les particules nutritives qui ont pu échapper à l'action de l'intestin grêle (ce rôle est aisément démontré par l'efficacité des lavements médicamenteux, et même des lavements nutritifs ; la substance du médicament est absorbée, puisqu'elle agit sur le patient ; et les matières nutritives le sont également, puisque l'on peut prolonger la vie de certains malades en leur donnant par cette voie du bouillon, des peptones, etc.). Du reste, le cæcum des herbivores est doué de propriétés absorbantes considérables, et même de propriétés digestives ; il constitue, chez ces animaux, un véritable estomac supplémentaire.

C. **Annexes du tube digestif.** — Trois appareils, tous trois formés de glandes, complètent l'organe de la digestion. Ce sont les glandes salivaires, le foie et le pancréas. Ils exercent sur les aliments des actions purement chimiques, en les imbibant de liquides spéciaux, la salive, la bile, le suc pancréatique. (L'action de ces sucs, ainsi que celle du suc gastrique, sera étudiée dans la leçon suivante.)

a. GLANDES SALIVAIRES. — Ces glandes sont au nombre de six, trois de chaque côté de la bouche, et elles forment comme une chaîne ininterrompue autour de la mâchoire inférieure. Ce sont : les *glandes sublinguales*, placées de chaque côté du frein de la langue, dans l'épaisseur du plancher de la bouche ; — les *glandes sous-maxillaires*, logées en dedans des branches du maxillaire inférieur, — et enfin les *glandes parotides*, très volumineuses, situées entre l'angle de la mâchoire et l'oreille. Chacune de ces glandes est munie d'un conduit excréteur, par où elle déverse dans la bouche le liquide sécrété. La réunion de ces liquides forme la *salive*.

La salive est un liquide limpide, un peu visqueux, moussant légèrement lorsqu'on l'agite, et d'une densité

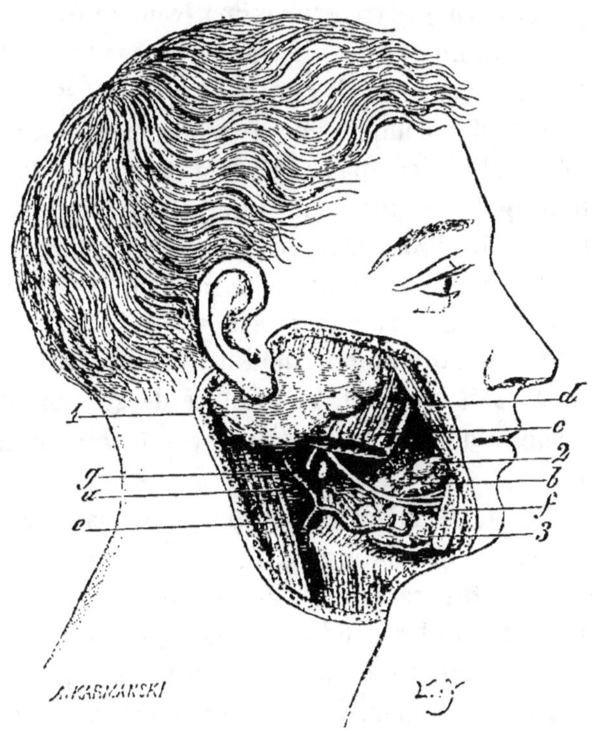

FIG. 16. — Les glandes salivaires : 1, *parotide* ; 2, *glande sublinguale* ; 3, *glande sous-maxillaire*.

un peu supérieure à celle de l'eau : c'est du reste de l'eau contenant 1 à 2 pour 100 de matériaux solides. Sa réaction est normalement alcaline ; recueillie chez une personne à jeun, elle peut présenter une acidité relative, mais qui est due uniquement à la décomposition de débris alimentaires restés entre les dents. Le principe actif de la salive est une matière azotée, qui est une forme de l'albumine, la *ptyaline*, et qui possède l'importante propriété de transformer l'*amidon* en *glycose* : c'est grâce à cette propriété que la salive intervient dans les phénomènes digestifs. — La quantité de salive sécrétée par vingt-quatre heures peut être approximativement évaluée à 1000 ou 1500 grammes (de 1 litre à 1 litre et demi). Cette sécrétion est continue : il s'écoule toujours assez de salive pour humecter complètement les premières voies digestives. Mais elle n'est pas uniforme ; c'est pendant la mastication que l'écoulement prend toute sa force, tandis qu'il est insensible entre les repas. La réflexion, certaines émotions, augmentent ou paralysent la sécrétion de la salive (se reporter aux leçons sur le système nerveux pour l'explication de ces modifications *réflexes*) ; ainsi la peur, le saisissement, la timidité dessèchent la bouche. La vue d'un repas appétissant y « fait venir l'eau ».

b. **Foie**. — Le foie est un organe préposé à la sécrétion de la bile et à la formation du sucre ; il est en outre l'aboutissant de toutes les veines qui viennent de l'intestin et qui lui apportent les produits de la digestion.—Le foie est le plus volumineux de tous nos viscères : il pèse de 1^{kg},500 à 2 kilogrammes. Il présente une forme très irrégulière, que l'on pourrait comparer à la moitié d'un œuf, obliquement coupé suivant son grand axe, et dont le gros bout serait à droite. Il occupe le flanc droit, c'est-à-dire la partie droite et supérieure de l'abdomen, et s'avance vers la ligne médiane; il est situé à droite de l'estomac, au-dessous du diaphragme, derrière les sept ou huit dernières côtes droites, qui le protègent contre les violences extérieures. Il est maintenu dans cette place par des ligaments qui l'attachent aux organes voisins, par le péritoine qui le recouvre, et par la masse intestinale, sur laquelle il repose comme sur un coussinet élastique.

Le foie n'est qu'une énorme glande; ou plutôt il est constitué par la réunion, l'intrication de deux glandes différentes, l'une qui fabrique la *bile* et la déverse dans l'intestin; l'autre qui élabore une partie des produits

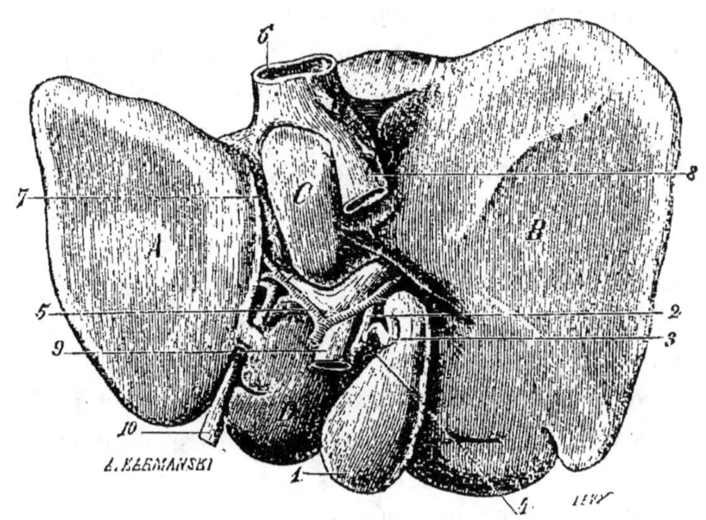

Fig. 17. — Le foie : 1, *vésicule biliaire* ; 2 et 4, *canal cholédoque* ; 9, *veine porte* ; 6, *veine cave inférieure*.

digestifs, en fait de sucre, et verse ce sucre dans le sang. Il faut se servir du microscope pour démêler, dans le tissu du foie, les éléments de chacune de ces glandes.

La première de ces glandes, la glande biliaire, est munie de deux conduits excréteurs, qui se confondent bientôt pour ne former qu'un canal unique, le *canal cholédoque*, lequel va s'ouvrir et verser la bile dans la première partie de l'intestin grêle, le *duodénum*. Sur le trajet du canal cholédoque se trouve une grosse ampoule, la *vésicule biliaire*, où la bile peut s'accumuler dans les intervalles de la digestion (c'est la *vésicule du fiel* des animaux). Le rôle de la bile dans la digestion est encore sujet à discussion. Il paraît probable qu'elle n'y a qu'une action indirecte. Elle n'est versée dans le duodénum que quand les aliments sont déjà loin dans l'intestin. Elle n'agit donc guère sur eux, sinon pour s'opposer à la fermentation putride. Mais elle agit sur la muqueuse de l'intestin; elle favorise la chute de la couche superficielle de cette muqueuse : en effet, cette couche, après avoir servi à la digestion, est en quelque sorte usée, elle se fane, tombe et est entraînée avec les résidus alimentaires; la bile active ce dépouillement, cette *desquamation* intestinale; elle balaye l'atelier où vient de s'opérer le travail digestif, remet l'intestin à neuf et le prépare pour la digestion prochaine. La bile est un liquide jaunâtre, amer, qui contient environ 5 grammes de matériaux solides pour 100 grammes d'eau; ses matériaux sont des sels de diverse nature, des matières colorantes et un corps gras particulier, la *cholestérine*, qui est tenu en solution dans la bile; dans certaines maladies la cholestérine se dépose, forme des calculs qui, poussés par le torrent biliaire à travers le canal cholédoque, le déchirent et provoquent d'atroces douleurs (coliques hépatiques). La sécrétion de la bile est continue, mais s'exagère à la fin de chaque digestion ; ce liquide vient s'accumuler, au fur et à mesure de sa formation, dans la vésicule biliaire, où il attend le moment de se déverser dans l'intestin. Lorsqu'un calcul, ou une maladie du foie empêche l'écoulement de la bile, elle passe dans le sang, se répand dans tous les tissus et leur communique sa couleur jaune-vert (jaunisse). On peut évaluer à $1^{kg},300$ le poids de la bile sécrétée par vingt-quatre heures.

La seconde glande a des fonctions extrêmement compliquées, qui furent étudiées et élucidées il y a peu d'années par Claude Bernard, et qui peuvent se résumer ainsi : toutes les veines intestinales aboutissent à un tronc commun, la *veine porte,* lequel vient se ramifier dans le tissu de cette glande et lui apporte le sang qui a passé par la muqueuse digestive ; ce sang charrie la plus grande partie des matériaux nutritifs absorbés par l'intestin ; la glande opère sur quelques-uns de ces matériaux (*féculents* ou *glucoses*) une série de transformations obscures qui aboutissent à la formation du sucre. Le foie est, à cet égard, comme un grand entrepôt organique de sucre : il le fabrique, l'accumule et ne le livre au sang qu'au fur et à mesure des besoins de l'organisme (quand cette fabrication s'exagère, le sucre envahit tous les liquides du corps, l'urine en particulier, et cet excès de matière sucrée constitue le *diabète*).

Ainsi le foie est un organe unique, formé par la juxtaposition de deux appareils très différents. Le premier de ces appareils intervient seul dans l'acte de la digestion ; il sécrète un liquide qui met la muqueuse de l'intestin en état de fournir une nouvelle besogne : c'est l'*appareil biliaire.* Le second opère, sur les produits absorbés, une modification chimique et les métamorphose en sucre : c'est l'*appareil glycogène.*

c. PANCRÉAS. — L'organe de ce nom est une longue glande, dirigée horizontalement, dont la forme pourrait se comparer à celle d'une langue de chien, et qui est située derrière l'estomac ; sa grosse extrémité est tournée vers le duodénum, auquel elle s'attache. Sa longueur est de 18 à 20 centimètres, sa hauteur de 4 centimètres, sa largeur de 1 à 2 centimètres. Le conduit excréteur de cette glande, ou *canal pancréatique,* va se jeter dans le duodénum, tout à côté de l'embouchure du canal cholédoque. La bile et le sucre pancréatique coulent ainsi dans le duodénum par deux orifices placés côte à côte.

Le *suc pancréatique* est un liquide que ses propriétés et sa composition rapprochent singulièrement de la salive. On lui a souvent donné le nom de salive abdominale. En effet, comme la salive, il possède la propriété de faire passer l'*amidon* à l'état de *glycose*. Il la doit à une substance azotée, la *pancréatine*, qui est l'analogue de la ptyaline de la salive. Sa réaction est alcaline ; à ce titre, il sert à neutraliser la réaction acide que les aliments présentent au sortir de l'estomac. En outre, il paraît exercer sur les graisses une action *émulsionnante*, c'est-

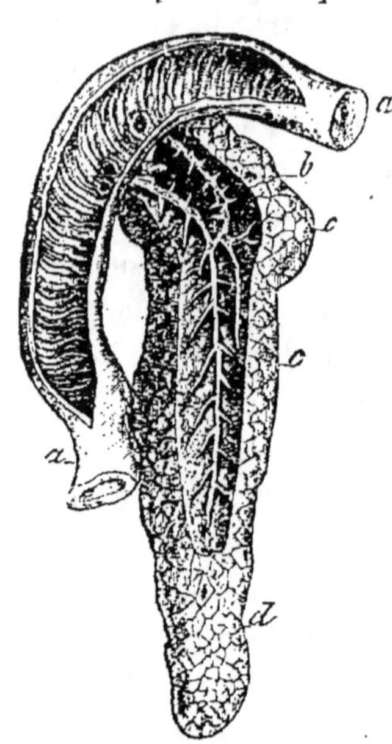

Fig. 18. — a, a, *duodénum ;* b, c, d, *pancréas.*

à-dire qu'il les réduit en gouttelettes extrêmement fines, et les met ainsi en état de passer dans les vaisseaux et d'être absorbées. Mais sa grande fonction est d'achever dans l'intestin l'œuvre que la salive a commencée dès la bouche, c'est-à-dire la métamorphose des féculents en sucre.

LEÇON V

(Résumé)

La digestion.

SOMMAIRE : Objet de la digestion ; double rôle de l'alimentation. Classification des aliments. Phénomènes digestifs : mastication, insalivation, digestion stomacale, digestion intestinale.

Objet de la digestion. — L'objet de la digestion est d'opérer, sur des matériaux empruntés à l'extérieur, une série de transformations qui les rende propres à passer du tube digestif dans le torrent circulatoire et, de là, dans nos tissus, afin de subvenir au renouvellement incessant de tous les organes du corps et à la dépense de force que fait l'être vivant.

Il n'y a, en effet, qu'un très petit nombre de substances alimentaires qui soient aptes à être absorbées telles quelles. La plupart, au contraire, ont besoin de subir, au préalable, l'action chimique des divers sucs digestifs, et l'action mécanique des diverses portions du canal dans lequel elles sont engagées. Un point à remarquer. c'est que ces métamorphoses chimiques sont en général peu profondes : elles semblent se borner à modifier l'état de cohésion des aliments, à les rendre solubles, c'est-à-dire, en somme, à les réduire à un état de dissociation suffisant pour que leurs particules puissent pénétrer les membranes vivantes et passer dans le courant circulatoire.

Rôle de l'alimentation. — L'organisation des tissus

(voy. leçon I) n'est jamais en état de repos; elle n'est qu'un équilibre, une compensation perpétuelle entre les mouvements de composition et ceux de décomposition. Il faut donc régénérer la machine vivante au fur et à mesure qu'elle se détruit. Le premier rôle de l'alimentation consiste, par conséquent, à fournir à l'être vivant tous les éléments qui entrent dans sa composition, éléments très nombreux, dont les principaux sont : le carbone, l'oxygène, l'azote, l'hydrogène, le soufre, le phosphore, le fer, le calcium, le sodium, le chlore, etc. Aussi un aliment *complet* devra-t-il présenter, outre les substances organiques qui le constituent, des matières minérales, des phosphates alcalins, des carbonates, des chlorures, etc. Parmi ces matières salines, l'une des plus importantes est le chlorure de sodium, qui est indispensable à la constitution de presque tous les liquides de l'économie, sang, bile, sucs digestifs, etc.

. Mais ce n'est pas tout. Cette machine vivante est de tout point comparable à une machine faite de main d'homme : elle produit du mouvement et de la chaleur (*le maître rappellera ici la loi physique de l'équivalence de la chaleur et du travail mécanique*), chaleur et mouvement dont la quantité varie sans cesse, mais reste toujours énorme. L'être humain, pour produire l'une et l'autre, a besoin de recevoir sans cesse des substances *combustibles*, et c'est à l'alimentation qu'il les demande. Il se les assimile et les brûle, comme une locomotive brûle son charbon, en produisant une puissante élévation de température et une somme considérable de mouvements.

. Ainsi le rôle de l'alimentation est double : 1° elle doit rendre aux tissus les éléments qu'ils perdent sans cesse; 2° elle doit fournir à la machine humaine le combustible nécessaire à une vaste production de force. (Le maître développera avec insistance ce dédoublement de la fonction alimentaire comme l'un des points les plus importants du cours, particulièrement indispensable à l'intelligence de la nutrition et de la calorification.)

Division des aliments en deux classes. — Cette division dans le rôle de l'alimentation amène naturellement une division des aliments en deux classes, suivant qu'ils servent à la réparation des tissus ou qu'ils concourent à la production de la chaleur. Les premiers sont dits *aliments de réparation* ou *plastiques*, les seconds *aliments de combustion*. Les premiers contiennent un principe dominant, l'azote, et sont constitués par des substances analogues à l'albumine; aussi les appelle-t-on encore aliments *azotés* ou *albuminoïdes*. Les seconds, en leur qualité de combustibles, renferment surtout du carbone, qui les rend éminemment propres à s'oxyder, c'est-à-dire à brûler; ils renferment aussi de l'hydrogène, et portent en conséquence le nom d'*hydrocarbures*.

Les premiers, les aliments *albuminoïdes*, sont réellement les aliments par excellence, en ce sens qu'ils ravitaillent l'organisme, réparent ses pertes et forment notre propre substance. Ils nous viennent, pour la plupart, du règne animal, de la viande, des œufs, du lait, etc. Ce sont différentes sortes d'albumine, la fibrine, la musculine, la caséine, etc. Ils renferment tous de l'azote, de l'hydrogène, de l'oxygène, du carbone, du soufre, du phosphore, et probablement un peu de fer. Le type de ces aliments est la viande. Mais le règne végétal fournit aussi une grande quantité de ces albumines; c'est la caséine des légumes, l'albumine végétale, la fibrine des céréales, etc.

Les seconds, les *hydrocarbures*, ne contiennent pas

d'azote. Ils sont de deux catégories : les *sucres* et les *graisses*. Dans la pratique, il faudrait les diviser en trois catégories, en ajoutant les *fécules* aux deux précédentes. Mais nous savons que l'amidon des fécules se métamorphose en sucre sous l'action des ferments salivaire et pancréatique, en sorte que, physiologiquement parlant, sucre et fécule sont deux termes identiques. Les hydrocarbures nous sont fournis par les deux règnes végétal et animal : il y a des graisses végétales et animales, et il y a des sucres animaux et végétaux.

Aux sucres et aux graisses, il faut ajouter un certain nombre d'hydrocarbures spéciaux, dont le type est l'*alcool*, et qui jouent dans la nutrition un rôle encore mal connu.

L'alimentation, pour être complète, doit donc nous présenter, en proportions convenables, des albumines d'une part, des hydrocarbures de l'autre. Parfois ces deux genres de substances sont combinés dans un seul aliment, qui dès lors peut suffire seul à entretenir la vie, et mérite le nom d'aliment complet. Le type vrai d'un aliment complet est le lait, qui est, en effet, longtemps la seule nourriture du jeune animal ; il contient de la caséine et de la fibrine (albuminoïdes), du sucre et du beurre (hydrocarbures).

Phénomènes digestifs.

A. *Mastication.* — La plupart des aliments ont besoin d'être triturés et réduits à un état de division assez avancé pour subir pleinement l'action des sucs digestifs. Aussi l'entrée du canal alimentaire présente-t-elle un puissant appareil de trituration, les dents. Cette nécessité de la mastication est absolue pour les aliments végétaux, dont les parties nutritives sont toujours enveloppées d'une trame celluleuse insoluble et dure. Mais elle concerne aussi les fibrines animales (viandes), qui se digèrent mal si elles ne sont pas d'abord convenablement écrasées. De là la nécessité de bien mâcher pour bien digérer.

Mouvements de la mâchoire inférieure : elle en possède deux. L'un *vertical*, dans lequel elle vient battre la mâchoire supérieure immobile, comme un marteau bat l'enclume. L'autre de va-et-vient *latéral*, dans lequel les dents inférieures frottent horizontalement les supérieures. Ce dernier est le plus important; c'est le vrai mouvement d'attrition, et celui dans lequel les couronnes larges et plates des molaires agissent en façon de meules de moulin. Les muscles qui relèvent la mâchoire inférieure s'attachent à son extrémité postérieure ; aussi la plus grande force du levier maxillaire est-elle au niveau des grosses molaires : de là vient que l'on casse un morceau de sucre avec les incisives, et une noix avec les molaires.

B. *Insalivation*. — La mastication n'a pas seulement pour résultat de broyer les aliments : elle les mélange intimement avec la salive que fournissent les glandes salivaires, et les réduit en une pâte demi-liquide, apte à *couler* le long du canal alimentaire. La salive commence dès lors son rôle chimique, qui consiste à attaquer l'amidon des fécules et à les transformer en sucre. Cette action, qui est la première action digestive proprement dite, commence dans la bouche et se continue tout le long du trajet digestif. Il faut y joindre une action toute mécanique, qui consiste à lubréfier les parois du canal, et, ainsi qu'on va le voir, à provoquer la déglutition.

C. *Déglutition*. — Quand la bouchée alimentaire est

suffisamment broyée et mêlée de liquide, la langue, promenée le long des dents et contre les joues, la rassemble de tous côtés en une petite masse demi-liquide, qu'elle charge, en quelque sorte, sur son dos ; puis, appliquant sa pointe à la voûte palatine, la langue forme un plan incliné en arrière vers le pharynx, et se pressant contre le palais, elle force ainsi la petite pelote à progresser d'avant en arrière, et l'amène jusqu'à l'isthme du gosier.

Au moment où la bouchée alimentaire franchit cet isthme, le pharynx s'en empare en vertu d'un mécanisme connu sous le nom de *mouvement péristaltique*, et sur lequel il faut insister, parce qu'on le retrouve toujours le même depuis l'entrée jusqu'à la sortie du tube digestif et qu'il est la seule cause de la progression des aliments dans tout leur trajet. Nous avons dit que la tunique musculaire du tube digestif est formée de deux plans de fibres, les unes circulaires, en forme d'anneaux, les autres longitudinales, parallèles à l'axe du canal. Au moment où le bol alimentaire approche, les fibres longitudinales se contractent, se raccourcissent et portent la partie inférieure du tube au-devant de la bouchée ; les fibres circulaires se resserrent alors sur les aliments, les saisissent, et, en revenant à leur place, les entraînent avec elles. Une nouvelle contraction des fibres longitudinales amène alors sur la bouchée des fibres circulaires situées plus bas, qui la font descendre d'un second degré ; et ainsi de suite, les anneaux musculaires se la renvoyant successivement, la bouchée avance par soubresauts d'un bout du tube à l'autre. Un ver qui rampe donne une idée fidèle de ce mécanisme.

C'est là précisément ce qui se passe dans la *déglutition*. Les fibres longitudinales du pharynx se raccourcissent ; le pharynx remonte, se porte à la rencontre de la masse que lui présente la langue, s'en saisit et l'entraîne en redescendant.

Pour que ce mouvement s'opère sans encombre, il faut qu'aucune parcelle alimentaire ne puisse ni refluer dans les fosses nasales, ni couler vers le larynx. Aussi ces deux ouvertures se ferment-elles spontanément au moment de la déglutition. L'orifice des fosses nasales se ferme par le rapprochement de ses bords latéraux, qui viennent au-devant l'un de l'autre, comme les rideaux d'une fenêtre : sur leur ligne de rencontre, la *luette* vient s'appliquer exactement, et cette languette charnue complète l'obturation hermétique. Quant à l'ouverture laryngée, elle se réfugie, en quelque sorte, sous la base de la langue, et, pour plus de sûreté, l'*épiglotte* vient se rabattre sur le trou béant et le recouvre. Lorsque par hasard, au moment de la déglutition, l'on vient à émettre quelque son, et que l'épiglotte est forcée de découvrir le larynx pour livrer passage à l'air, il peut arriver que des particules alimentaires tombent, au passage, dans l'orifice respiratoire : cet accident survient quand, au moment d'avaler, on se met à rire, ou à parler, et c'est là ce qu'on appelle *avaler de travers*. La toux convulsive qui éclate alors est l'effort désespéré de l'appareil respiratoire pour chasser le fragment alimentaire.

Le mouvement de la déglutition n'est pas soumis à l'empire de la volonté. C'est l'un des plus brillants exemples des mouvements involontaires, ou mouvements *réflexes* (*le maître réservera l'explication de ce genre de mouvements pour les leçons finales, qui traiteront des fonctions nerveuses : il se bornera ici à décrire rapidement le phénomène sans l'expliquer*). Le point de départ de ce mouvement est la sensation des aliments au contact de la muqueuse de l'isthme du gosier ; cette sensation amène automatiquement les contractions musculaires dont la succession constitue l'acte d'avaler. Il est parfaitement impossible d'avaler par l'action de la seule volonté. Quand nous croyons avaler *à vide*, nous ne faisons qu'envoyer vers le pharynx un peu de salive, qui, dès qu'elle touche le gosier, provoque le réflexe de la déglutition. Depuis l'isthme du gosier, jusqu'à leur sortie de l'organisme, les aliments cessent de nous appartenir et sont la proie de mouvements de ce genre, auxquels la volonté n'a nulle part, qu'elle ne peut ni hâter ni enrayer[1].

Une fois engagée dans l'œsophage, la bouchée alimentaire progresse en vertu du mécanisme des contractions péristaltiques et arrive dans l'estomac.

D. *Digestion stomacale.* — A son arrivée dans la poche stomacale, le bol alimentaire se trouve soumis à deux actions simultanées, l'une mécanique, l'autre chimique.

Action mécanique. — La paroi musculaire de l'estomac de l'homme est trèsmince, faible, comparée à celle de certains animaux (des oiseaux, par exemple, dont l'estomac peut tordre et pétrir des balles de plomb). Elle ne peut rien pour broyer les aliments, s'ils n'ont pas été suffisamment mâchés. Elle ne fait que les promener lentement, par des contractions très lentes et très douces, tout le long de la poche stomacale, de façon à les mélanger et à les remuer sans cesse. Il résulte de ces mouvements un fait remarquable : les aliments solides se rangent et s'entassent à la périphérie, laissant au centre un espace vide, par où les liquides, l'eau par exemple,

1. On a cité quelques exceptions. Certains individus, fort rares, possèdent le pouvoir de faire remonter les aliments de leur estomac jusqu'à leur bouche. On a décrit quelques-uns de ces cas sous le nom de *rumination humaine*.

s'échappent et passent directement dans l'intestin. Les muscles de l'estomac sont trop faibles pour agir efficacement dans le *vomissement* : ce sont les muscles de l'abdomen qui pressent alors le réservoir stomacal et forcent les aliments à s'échapper par la seule issue qui leur soit ouverte, le cardia, et à rétrograder vers l'œsophage.

Action chimique. — Cette action est due au *suc gastrique*. Le suc gastrique n'est pas sécrété d'une façon continue ; il l'est seulement au moment de l'arrivée des aliments, et encore faut-il pour cela que ces aliments soient de ceux qui ont à subir l'action de ce suc, c'est-à-dire des *albuminoïdes*. La sensation particulière de ces substances sur la muqueuse de l'estomac amène immédiatement, par action réflexe, l'écoulement d'une grande quantité de ce liquide.

Le principe actif du suc gastrique est un ferment, une substance azotée, analogue à la ptyaline, et qui a reçu le nom de *pepsine*. La pepsine est l'agent de la digestion stomacale ; c'est elle qui digère les albuminoïdes. Mais elle n'agit sur eux qu'en présence d'un acide ; aussi le suc gastrique contient-il une petite quantité d'acide, chlorhydrique, selon les uns, lactique, selon les autres. En présence de cet acide, la pepsine attaque violemment les albumines et leur fait subir une série de modifications qui les réduit à un état de dissolution tout particulier ; dans cet état, elles ne sont plus précipitables par les acides, elles ne sont plus coagulables par la chaleur ; celles qui étaient coagulées deviennent liquides, celles qui étaient liquides deviennent transparentes et aqueuses ; on appelle ces matières transformées des *peptones*. La peptone est un liquide parfaitement absorbable, prêt à passer dans les vaisseaux sanguins, et qui est la dernière modification des albuminoïdes (viandes, œufs, etc.) par les forces digestives.

C'est là toute la digestion stomacale, car le suc gastrique respecte les fécules et les graisses. Toutefois l'action de la salive sur les fécules continue dans l'intérieur de l'estomac, et le contenu de cet organe est une bouillie grisâtre, que l'on appelait autrefois le *chyme*, et qui n'est autre chose qu'un mélange de peptones digérées, de fécules en voie de se changer en sucre, et de graisses divisées en petites goutelettes.

La digestion des albumines, c'est-à-dire leur métamorphose en peptones assimilables, est plus ou moins laborieuse, suivant la nature ou le mode de préparation des aliments. Ainsi le blanc d'œuf se digère bien plus vite cru que cuit; de même la digestion de la viande est plus rapide quand elle est crue ou incomplètement cuite, que lorsqu'elle est desséchée par la cuisson.

L'estomac absorbe-t-il? On a encore quelques doutes sur ce point; cependant il paraît à peu près certain qu'il n'exerce aucune fonction absorbante. Ainsi un cheval dont on a lié le pylore peut garder dans son estomac d'énormes quantités d'un poison foudroyant, la strychnine, sans être empoisonné. Ainsi encore un homme dont une maladie a obstrué le pylore continue à souffrir de la soif, alors même qu'il remplit d'eau son estomac : lui donne-t-on l'eau en lavement, elle est absorbée par l'intestin et la soif disparaît. L'estomac est donc une portion exclusivement digestive de l'appareil alimentaire.

E. *Digestion intestinale.* — Les aliments arrivent dans le duodénum par ondées successives, à mesure qu'ils ont subi l'action du suc gastrique, et commencent leur voyage dans l'intestin grêle. Ils se trouvent, dans ce trajet, soumis à un mélange de deux liquides, le *liquide intestinal,* produit de la sécrétion de toutes les glandes de la muqueuse de l'intestin, et le *suc pancréatique.*

Le suc intestinal n'a d'action digestive sur aucune des trois sortes d'aliments, albumines, fécules, ni graisses. Il sert uniquement à délayer le bol alimentaire et à en faciliter les mouvements.

Au contraire, le *suc pancréatique* à une énergique action digestive sur les trois genres d'aliments. Il achève, sur les féculents, l'œuvre commencée par la salive, et complète leur transformation en sucre. Il agit sur les albumines et les métamorphose directement en peptones assimilables. Enfin il *émulsionne* les graisses, c'est-à-dire qu'il les amène à l'état de gouttelettes excessivement ténues, assez fines pour filtrer à travers la membrane intestinale et passer dans les vaisseaux sanguins ou lymphatiques chargés de les absorber.

Quant à la bile, nous avons vu que son rôle n'avait rien de commun avec les phénomènes digestifs proprement dits, et qu'il concernait plutôt le mécanisme de l'absorption, sur lequel nous reviendrons ultérieurement.

A mesure qu'ils s'avancent à travers l'intestin grêle, les aliments ralentissent leur vitesse ; ce ralentissement tient à ce que leur consistance augmente, les parties liquides étant absorbées au fur et à mesure. Il vient un moment où tout ce qui est assimilable a passé de l'intestin dans les vaisseaux, et où il ne reste plus dans le canal digestif que les parties inaptes à la nutrition, qui viennent s'entasser dans le gros intestin, en attendant le moment où elles seront expulsées de l'organisme.

LEÇON VI

(Modèle de leçon)

L'appareil respiratoire. La respiration.

SOMMAIRE.

Respiration. Nécessité de l'oxygène. L'homme le puise surtout dans le milieu atmosphérique.

1° *Appareil respiratoire.* Comme quoi cet appareil est nécessaire aux organismes complexes. Arbre respiratoire : trachée, bronches, vésicules.

Cage thoracique : colonne vertébrale, sternum, côtes, muscles intercostaux, diaphragme.

Plèvre. Description des deux feuillets de la plèvre. Cavité pleurale. Comment la plèvre rend le poumon solidaire de la cage thoracique. Rôle de la pression atmosphérique.

2° *Oscillation du thorax.* Inspiration et expiration : mouvements du diaphragme.

Caractère réflexe de ces oscillations.

Capacité des poumons. Air résidual. Quantité de l'air qui entre et sort à chaque mouvement respiratoire ; nombre de ces mouvements par minute. Chiffre de la quantité d'air respiré par vingt-quatre heures.

Soupir. Rire. Sanglot. Bâillement. Toux. Effort.

3° *Phénomènes chimiques.* Arbre sanguin parallèle à l'arbre respiratoire. Réseau capillaire. Étendue de la surface pulmonaire, et étendue de ce réseau.

Que la respiration est une combustion. Oxydation du carbone et de l'hydrogène afin de produire de la chaleur et du mouvement. Formation d'acide carbonique et de vapeur d'eau.

Rôle du sang : il n'est qu'un simple véhicule. La vésicule pulmonaire est le lieu des échanges gazeux.

Que la véritable respiration a pour siège, non les poumons, mais l'intimité des tissus.

Chiffre de l'oxygène absorbé et de l'acide carbonique expiré. Asphyxie : triple mécanisme de l'asphyxie.

MESSIEURS,

Nous avons vu, dès notre première leçon, que la pré-présence de l'oxygène est l'une des conditions fondamentales de la vie des cellules, quel que soit l'être vivant que l'on étudie, animal ou végétal. Ce gaz est donc indispensable à la vie, sous quelque forme qu'elle se manifeste, et il l'est en particulier à la vie humaine. Nous avons dit également, en traitant la question des aliments, que l'homme puise de l'oxygène dans la plupart des substances dont il se nourrit ; mais ce n'est là qu'une source très secondaire de l'approvisionnement organique d'oxygène ; la plus grande partie de ce gaz est fournie à l'homme par l'air atmosphérique, au sein duquel il le puise sans cesse au moyen d'un appareil spécial et compliqué, *l'appareil respiratoire*. L'homme a donc besoin d'air pour vivre : il ne peut vivre que s'il respire, c'est-à-dire s'il se ravitaille incessamment d'oxygène au sein du milieu aérien. De là vient que tout autre milieu, l'eau par exemple, ou tel ou tel gaz autre que l'air, est impropre à la vie, et amène promptement la mort par *asphyxie*, c'est-à-dire par défaut d'oxygène. Nous pouvons, à la rigueur, nous passer d'aliments pendant un temps relativement fort long ; l'organisme peut supporter l'inanition des journées et même des semaines entières avant que la mort ne se produise. Mais il nous est impossible d'interrompre notre respiration au delà de quelques minutes, sans interrompre du même coup notre vie elle-même. L'existence de l'être vivant en général, et de l'homme en particulier, est donc suspendue à cette condition indispensable : la présence de l'air et d'un air suffisamment riche en oxygène ; que cette condition vienne à manquer, soit que l'organisme ne baigne plus dans le milieu aérien, soit que ce milieu ait perdu sa richesse normale, soit encore que l'appareil respiratoire fonctionne mal, et l'on verra inva-

riablement la vie s'arrêter avec une rapidité foudroyante. Ce fait, Messieurs, domine toute la physiologie
et aussi toute l'hygiène, et j'y insiste à dessein, pour ne
laisser à cet égard aucune obscurité dans vos esprits.

Avant d'étudier le phénomène physiologique de la respiration, il convient de connaître, en ses diverses parties,
l'appareil même à l'aide duquel il s'opère, et le jeu mécanique de cet appareil. Nous diviserons donc notre étude
en trois parties distinctes. Dans la première, nous examinerons la disposition des organes respiratoires; dans
la seconde, nous en exposerons le mécanisme ; enfin
la troisième sera consacrée aux phénomènes chimiques
de la respiration.

Les organes respiratoires ne se retrouvent pas, Messieurs, chez tous les animaux. Les êtres rudimentaires,
placés au plus bas degré de l'échelle zoologique et constitués par une seule cellule ou par quelques cellules
seulement, plongent directement dans l'air, et, dès lors,
ils peuvent directement aussi, sans nul besoin d'un appareil spécial, y puiser l'oxygène nécessaire à leur vie.
Mais dans l'animal supérieur en général, et dans l'homme
en particulier, les cellules superficielles de la peau sont
seules au contact de l'air, tout le reste de la masse vivante
en est éloigné et n'a aucun rapport direct avec ce fluide.
Aussi la nature est-elle contrainte de recourir à des artifices particuliers pour amener l'oxygène de l'air à pénétrer au sein de l'organisme, à y circuler et à s'y distribuer à tous les tissus, aussi bien à ceux qui occupent la
profondeur du corps qu'à ceux qui en forment la super-
ficie. Ces artifices se réduisent à deux: le premier, c'est
l'introduction de l'air dans une cavité du corps, qui se
nomme l'appareil respiratoire ; le second consiste à lancer
sans cesse à travers cet appareil un liquide particulier,
le sang, lequel s'y trouve en contact avec l'air, lui dérobe
son oxygène et, circulant ensuite à travers toutes les parties de l'organisme, leur distribue ce gaz indispensable.

De la sorte, nos tissus, s'ils ne baignent pas dans l'air, baignent cependant dans un liquide chargé d'oxygène et au sein duquel ils puisent les éléments de leur vie. Le sang est, selon la remarquable expression de notre grand

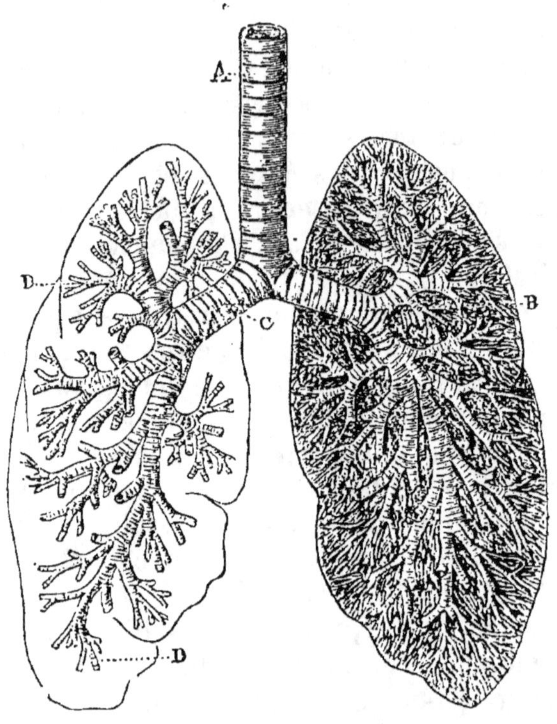

FIG. 19. — Le poumon : A, *trachée* ; B, C, D, *bronches*.

Claude Bernard, un « milieu intérieur » où vivent nos cellules.

Quelle est la disposition de l'appareil respiratoire? Cet appareil, Messieurs, se compose d'un canal unique, la *trachée*, qui s'ouvre à l'air par deux ouvertures, le nez et la bouche, et qui aboutit à une double et vaste cavité, les deux *poumons* logés avec le cœur dans la cage thoracique. Figurez-vous les poumons comme un grand réser-

voir auquel l'air arriverait par un tube toujours ouvert.
Mais j'aime mieux me servir d'une comparaison plus
frappante. Figurez-vous l'appareil pulmonaire tout entier
comme un arbre, *l'arbre respiratoire*; la trachée, c'est
le tronc de l'arbre; à peine entré dans la poitrine, ce
tronc se partage en deux maîtresses branches, les deux

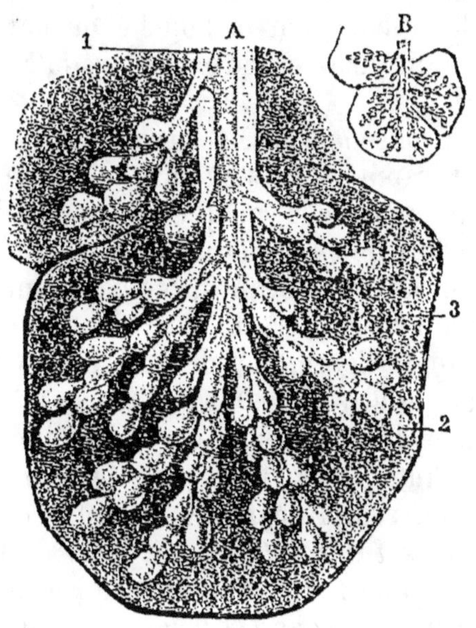

Fig. 20. — A, lobule pulmonaire (grossi); B, le même de grandeur
naturelle : 1, *extrémité terminale de la bronche*; 2, *vésicules pulmonaires*; 3, *tissu cellulaire soutenant les vésicules*.

grosses bronches, dont chacune va donner naissance à un
poumon. En effet, cette grosse bronche se divise (ou,
comme on dit en botanique, se *dicotomise*) en deux
bronches plus petites, chacune de celles-ci en deux autres
plus petites encore, et ainsi de suite, jusqu'à ce que, de
division en division, les bronches soient devenues à la
fois extrêmement nombreuses et extrêmement ténues,
exactement comme les grosses branches d'un arbre, se
ramifient à l'infini et forment une multitude de menues

branchettes. Chacune de ces bronches fines se termine par un cul-de-sac renflé, une sorte de sphère creuse qui se nomme la *vésicule pulmonaire*. Les vésicules pulmonaires sont comme les feuilles de l'arbre respiratoire. Le poumon n'est autre chose que la réunion de toutes les fines ramifications bronchiques, portant chacune sa vésicule. Vous comprenez, dès lors, aisément que l'air qui entre dans la trachée par la bouche ou par le nez, pénètre ensuite de bronche en bronche jusqu'à la vésicule pulmonaire.

Les poumons, avons-nous dit, occupent la cage thoracique. Vous vous rappelez la structure de cette cage : vous savez qu'elle est formée, en quelque sorte, de deux montants, l'épine dorsale en arrière, le sternum en avant, et de vingt-quatre barreaux arqués, les côtes qui s'attachent en arrière à l'épine dorsale, et viennent en avant aboutir au sternum (à l'exception des fausses côtes, qui s'arrêtent avant de joindre cet os). Vous n'avez pas oublié que la forme générale du thorax est celle d'un cône à base inférieure. L'intervalle qui sépare les côtes, l'une de l'autre est fermé, rempli par une double couche de muscles, les muscles *intercostaux* qui vont d'une côte à l'autre et les rendent toutes solidaires. En outre, le fond de la cage, la base du cône est fermée par un énorme muscle plat, le *diaphragme*, lequel s'attache à tout le bord inférieur du thorax, c'est-à-dire aux dernières côtes, aux vertèbres et au sternum, et transforme ce cône en une véritable cavité close de toutes parts, excepté toutefois à son sommet ; par l'ouverture du sommet pénètre la trachée, qui s'épanouit et forme la masse des poumons.

Les poumons, Messieurs, logés dans cette cavité dont les parois sont osseuses et dont le fond est musculaire, l'occupent tout entière (sauf toutefois la place nécessaire pour le cœur). Mais le point important sur lequel j'appelle toute votre attention, c'est que le poumon n'est pas en contact immédiat avec les parois thoraciques ; il en est séparé par la *plèvre*.

Qu'est-ce que la plèvre ? C'est une mince membrane partout continue avec elle-même, mais formée de deux feuillets distincts qui enveloppent tout le poumon et tapissent toute la cage thoracique. Je vais me servir ici d'une comparaison qui vous paraîtra peut-être quelque peu triviale, mais qui n'en est pas moins juste et qui vous fera mieux saisir ma pensée. Prenez un bonnet de coton, un de ces vulgaires bonnets de nuit formés, comme on dit, de deux *doubles*. Enfoncez-le sur votre tête, et enfoncez, par-dessus, votre chapeau. Votre tête, c'est le poumon ; votre chapeau, c'est la cage thoracique ; le bonnet de nuit, c'est la plèvre. Observez seulement que le feuillet qui tapisse le poumon s'y attache solidement en tous ses points, de même que celui qui tapisse le thorax adhère étroitement aux parois de la cage ; mais les deux feuillets n'adhèrent pas entre eux, ils sont indépendants l'un de l'autre ; ils peuvent jouer, glisser l'un sur l'autre. Ils le peuvent d'autant mieux, que la plèvre est une membrane dite *séreuse*, imperméable, mais parfaitement lisse et toujours lubréfiée par une humidité constante. J'insiste, Messieurs, sur ce mode d'union du poumon et du thorax, parce qu'il est la clef du mécanisme respiratoire, comme vous allez le voir dans un instant. Retenez donc bien ce fait, que le poumon est séparé du thorax, ou, si vous voulez, est uni au thorax par une membrane formée de deux feuillets distincts, l'un adhérent au poumon, l'autre adhérent au thorax. Comprenez bien surtout comment la plèvre est partout contenue avec elle-même, n'offre nulle part la moindre ouverture. Entre les deux feuillets de la plèvre, bien qu'ils ne soient pas unis l'un à l'autre, il n'y a donc qu'une cavité virtuelle, car cette cavité est vide d'air, et dès lors les deux feuillets s'appliquent partout l'un sur l'autre, ne laissant entre eux aucun espace libre. On peut donc résumer cette explication en disant que le

poumon est séparé du thorax par *une cavité vide d'air*.
Or, Messieurs, l'air est dans le poumon, il le pénètre
dans tous ses canaux, il en occupe toutes les vésicules.
Par conséquent, ainsi que vos connaissances en physique
vous permettent de le deviner, cet air, en vertu de la
seule pression, appliquera sans cesse le poumon contre
les parois du thorax, le rivera, pour ainsi dire, à ces parois, le forcera de les suivre en tous leurs mouvements.

C'est même là, Messieurs, qu'est le secret de la disten-
sion du poumon; c'est ainsi seulement que s'explique le
fait que bronches et lobules restent toujours ouverts,
libres, béants, permettant la constante circulation du
fluide aérien. Le poumon, en effet, est formé d'un tissu
très fortement élastique; s'il pouvait obéir à son élasticité naturelle, il se rétracterait, se réduirait à un tout
petit volume, effaçant le calibre des bronches et la cavité
des lobules. Mais il n'est pas libre de se rétracter; le
vide existe tout autour de lui, entre les deux feuillets
de la plèvre, et l'air, qui a pénétré dans les bronches à la
tension atmosphérique, surmonte aisément la résistance
élastique du tissu pulmonaire, le distend et l'applique
fortement, invariablement aux parois de la cage. En
voulez-vous une preuve? Quand une plaie, un coup de
couteau, par exemple, a ouvert la cavité pleurale, l'air
s'y précipite aussitôt, fait équilibre à l'air contenu dans
le poumon, et cet organe, soudainement libre d'obéir à
ses propriétés élastiques, se rétracte et se réfugie comme
une grosse boule vers le haut de la poitrine. Le blessé
se trouve tout à coup privé de l'usage d'un de ses poumons, et il tombe dans un état d'oppression haletante
qui peut le mener à la mort. De même, si l'on examine
les poumons d'un enfant qui n'a pas encore respiré, on
les trouve durs, revenus sur eux-mêmes, n'occupant
qu'une toute petite place vers la colonne vertébrale. Mais
aux premières inspirations, l'air entre dans le tissu de
l'organe, le distend peu à peu et le force à occuper toute

la capacité thoracique. Ainsi le poumon, qu'aucun lien matériel n'attache aux parois du thorax, leur est cependant indissolublement relié par une force considérable, la pression atmosphérique. Voici la seconde fois, si vous recueillez vos souvenirs, que nous constatons le rôle capital de cette force dans le mécanisme physiologique. La première fois, nous l'avons vue contribuer puissamment à la solidité de nos articulations. Aujourd'hui, nous la trouvons à la base du phénomène respiratoire. C'est là un exemple bien propre à vous montrer que la nature n'emploie pas, dans le monde de la vie, d'autres procédés que ceux que vous avez étudiés dans le monde inorganique : son œuvre est la même partout.

Nous pouvons maintenant, Messieurs, aborder l'étude du mécanisme à l'aide duquel l'air s'introduit dans le poumon pour y vivifier le sang, et en sort quand il a cédé son oxygène.

Les côtes, vous le savez, sont mobiles sur la colonne vertébrale ; ces arcs osseux peuvent, soit incliner leur extrémité antérieure vers la terre, se rapprochant ainsi de la colonne, soit, au contraire, se relever horizontalement en s'écartant du rachis. Ce n'est pas tout : le plan de leur courbure peut varier en ce sens que leur convexité peut se porter en dehors, au moment où leur extrémité antérieure se porte en haut. Remarquez ce double mouvement : il a un résultat unique, l'augmentation de la capacité du thorax. En effet, quand les côtes se relèvent, le diamètre antéro-postérieur de la poitrine (c'est-à-dire la distance entre l'épine dorsale et le sternum) s'allonge notablement, et, comme en même temps les courbures des côtes se portent en dehors, le diamètre transversal (c'est-à-dire la distance qui sépare l'une de l'autre deux côtes symétriques) s'allonge aussi d'une quantité proportionnelle.

Il suffit donc, pour accroître la capacité du thorax,

que les côtes, d'obliques qu'elles étaient, deviennent horizontales, et que leur convexité se redresse également et se dirige en dehors. Inversement, il suffit, pour diminuer la capacité du réservoir aérien, que les côtes retombent à leur place primitive.

Ces deux mouvements des arcs costaux sont produits par deux groupes de muscles. Le premier groupe, qui prend son point d'appui sur les vertèbres ou sur les os de l'épaule, est composé par les *muscles inspirateurs;* il relève les côtes. Le second, qui prend son attache fixe sur les vertèbres inférieures ou sur les os du bassin, abaisse les côtes et comprend les muscles *expirateurs.* Nous verrons dans une leçon prochaine quel est au juste le mécanisme de l'action musculaire. En attendant, figurez-vous ces muscles comme autant de *cordages contractiles,* attachés par un de leurs bouts aux côtes, et par l'autre bout allant s'accrocher, les uns aux os de l'épaule et aux vertèbres supérieures, les autres au bassin : il est clair que si les premiers se contractent, c'est-à-dire se raccourcissent, ils soulèveront les côtes et dilateront le thorax; que, d'autre part, quand les seconds se contracteront, ils abaisseront les côtes et rétréciront la cavité thoracique.

Ce n'est pas tout, Messieurs. Le fond de cette cavité est, nous l'avons vu, formé par un muscle plat, qui s'insère sur tout le pourtour inférieur du thorax. Quand ce muscle est détendu, il se laisse bomber par les organes de l'abdomen (foie, estomac, intestins); il forme une voûte qui fait saillie dans le thorax et en diminue d'autant la capacité. Au contraire, dès qu'il se contracte, il se raidit, refoule les organes de l'abdomen, perd sa forme bombée pour ne former qu'une surface plane, et, par conséquent, agrandit ainsi la poitrine. Le jeu du diaphragme concorde avec celui des côtes : quand celles-ci remontent pour dilater le thorax, le diaphragme se contracte et contribue puissamment à cette dilatation en allongeant le diamètre vertical de la poitrine ; quand elles redescendent, il se laisse distendre et ballonner par les viscères abdominaux, et concourt ainsi à diminuer la capacité du réservoir respiratoire.

Ainsi, Messieurs, la poitrine se dilate et se contracte par l'allongement et par le raccourcissement de ces trois diamètres à la fois. Le mouvement de dilatation s'appelle *inspiration ;* celui de contraction se nomme *expiration.*

Si maintenant vous rapprochez l'observation de ce double mouvement de ce que nous avons dit des fonctions de la plèvre, il vous est aisé de concevoir comment le poumon est contraint de subir et de suivre les variations de volume de la capacité thoracique, comment il se dilate avec elle et se rétracte avec elle. Vous pouvez dès à présent comparer la machine respiratoire à un véritable soufflet, mais à un soufflet qui aspirerait et rendrait l'air par

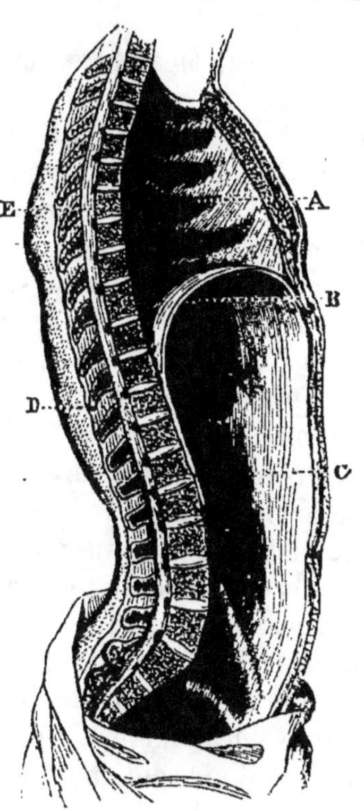

Fig. 21. — Coupe du tronc :
A, *thorax ;* B, *diaphragme ;*
C, *abdomen.*

la même canule. Que le thorax s'amplifie et le soufflet s'ouvre à l'air qui s'y précipite. Quand vient l'instant de la contraction thoracique, le soufflet se ferme et expulse l'air. Sans empiéter ici sur une leçon ultérieure, il est bon de vous signaler en passant la nature *réflexe* des mouvements respiratoires. Vous vous souvenez de ce que nous avons dit, à ce sujet, de la déglutition : ici encore vous trouvez ce mode automatique, involontaire, de mouvement. La nature semble avoir voulu soustraire à la volonté, c'est-à-dire aux intermittences de la volonté, aux distractions, la direction d'un phénomène dont rien ne doit, sous peine de mort, troubler le régulier accomplissement.

Quelle est, Messieurs, la quantité d'air qui entre et sort dans nos poumons à chaque oscillation respiratoire? Il est évident que cette quantité varie suivant l'amplitude de l'oscillation, suivant que l'on respire, comme on dit, plus ou moins profondément. La capacité totale du réservoir pulmonaire peut être évaluée à quatre litres et demi environ ; mais, quand on fait la plus grande expiration possible, il reste toujours 1 litre et demi d'air qui ne peut en aucune façon être chassé : ce que vous concevrez aisément, puisque nous avons établi que le poumon ne peut pas obéir entièrement à son élasticité et revenir tout à fait sur lui-même. La différence entre le chiffre de cet *air résidual* et celui de la capacité totale des poumons donne le chiffre de l'air que l'on peut successivement appeler dans la poitrine et en chasser. Vous voyez que ce chiffre est environ de 3 litres. Mais ceci n'exprime que le résultat d'une respiration au maximum de profondeur : dans la réalité, quand nous respirons normalement, paisiblement, on a constaté qu'un demi-litre d'air seulement entre et sort à chaque oscillation du thorax.

Quelle est maintenant la fréquence de ces oscillations? Elle est plus grande chez l'enfant que dans l'âge adulte. En général, on peut dire qu'un homme normalement conformé respire quatorze à seize fois par minute, ce qui porte environ à vingt mille le nombre d'inspirations par vingt-quatre heures, soit à 10 000 litres la quantité d'air respiré par jour. Ainsi, messieurs, 10 mètres cubes d'air circulent par vingt-quatre heures dans nos poumons.

Avant d'aborder l'étude des phénomènes chimiques de la respiration, et pour terminer ce qui a trait au mécanisme des oscillations pulmonaires, il nous reste à dire quelques mots de certaines variations spéciales de ce rythme respiratoire.

Le *soupir* n'est autre chose qu'une vaste et profonde inspiration, qui introduit lentement une grande quantité d'air dans les poumons. Il se produit sous l'influence de certaines émotions morales ou simplement quand le travail respiratoire s'opère trop lentement.

Le *rire* est une expiration décomposée en plusieurs saccades successives et qui résulte de contractions convulsives du diaphragme. Le *sanglot* est également produit par une expiration saccadée et convulsive. Le *bâillement* est une inspiration aussi profonde que possible, suivie d'une expiration lente et accompagnée d'une contraction spasmodique, d'une sorte de crampe des muscles de la mâchoire et du voile du palais.

La *toux* n'est qu'une expiration extrêmement brusque, précédée d'une inspiration lente ; aussi a-t-elle pour effet de rejeter au dehors les mucosités que renferme l'arbre aérien.

Enfin l'*effort* est un phénomène remarquable, dans lequel la poitrine se remplit au maximum et se laisse complètement distendre ; puis, le larynx se fermant solidement, le thorax se contracte, presse violemment la masse d'air qui ne saurait s'échapper et s'appuie ainsi sur cet air immobile, de manière à offrir un point d'attache ferme et solide aux muscles qui doivent fournir l'effort. Aussitôt que ces muscles ont agi, le larynx s'ouvre et l'air, violemment chassé, s'échappe avec un bruit caractéristique (ce bruit *han!* avait donné lieu au vieux verbe français *ahanner*, peiner, faire effort).

Messieurs, nous n'avons fait jusqu'ici qu'observer en quelque sorte la surface, l'extérieur de l'acte respiratoire. Il nous faut maintenant pénétrer dans sa nature intime, et pour cela examiner les relations réciproques du sang et de l'air à l'intérieur des poumons. C'est là la troisième et, sans contredit, la plus importante partie de cette étude.

Et, d'abord, où s'accomplit la rencontre du sang et de l'air ? Quel est précisément le lieu de leur rendez-vous ?

Ce lieu, c'est la vésicule pulmonaire. C'est là que les deux fluides se rencontrent pour opérer leur mystérieux échange. Un gros vaisseau, l'*artère pulmonaire*, part du cœur et se dirige vers la racine du poumon, c'est-à-dire vers la terminaison de la trachée ; là ce vaisseau se divise, comme la trachée, en deux artères plus petites, chacune de ces artères en deux autres, et ainsi de suite, formant ainsi un arbre sanguin en tout comparable à la description que nous avons faite de l'arbre aérien : les ramifications de l'un suivent exactement les ramifications de l'autre. Les dernières divisions de l'arbre sanguin sont de fines artérioles, semblables aux plus fines bronches, et chacune de ces artérioles vient aboutir à une vési-

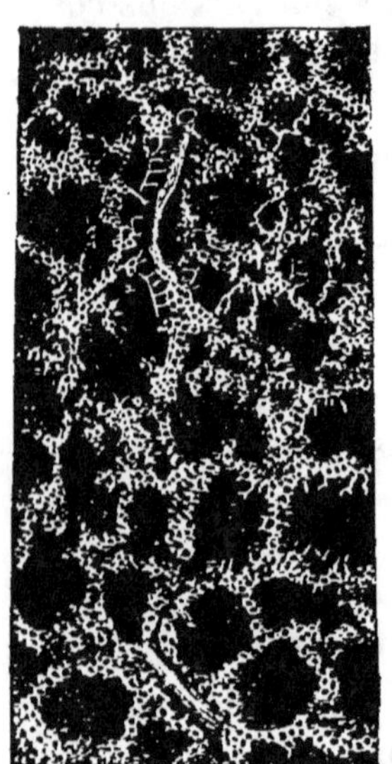

FIG. 22. — Réseau capillaire du poumon (vu au microscope).

cule pulmonaire ; elle y entre et s'y étale en un réseau serré de tous petits vaisseaux, plus déliés que le plus fin cheveu, et nommé, pour cette raison, réseau *capillaire*, lequel tapisse tout l'intérieur de la cavité vésiculaire. C'est là, Messieurs, c'est dans ce réseau que le sang rencontre l'air, dont il n'est séparé que par la délicate et

presque imperceptible paroi des vaisseaux où il circule ;
à travers cette paroi vont s'opérer les échanges gazeux
qui constituent le vrai phénomène respiratoire.

Or, Messieurs, voulez-vous dès à présent mesurer
l'importance des actes que voient s'accomplir nos vésicules pulmonaires ? Quelques chiffres suffiront à vous
en donner l'idée.

Si l'on suppose la surface intérieure des vésicules
pulmonaires étalée et que l'on en suppute l'étendue, on
arrive au chiffre énorme de 200 mètres carrés ! Sur ces
200 mètres, le réseau capillaire sanguin occupe environ *les trois quarts*, soit 150 mètres carrés.

Si, d'autre part, on cherche à évaluer la quantité de
sang contenue dans ces 150 mètres de vaisseaux vésicu-
laires, on trouve qu'elle est de 2 litres ; en multi-
pliant ce chiffre par celui des contractions du cœur, on
arrive à ce résultat qu'il passe 20 000 litres de sang
par vingt-quatre heures dans le réseau pulmonaire.

Ainsi, d'une part, 10 000 litres d'air et, de l'autre,
20 000 mille litres de sang, viennent, en vingt-quatre
heures, au contact les uns des autres, sur une surface de
200 mètres carrés ! Il me suffit, Messieurs, de vous signaler ces chiffres, pour vous faire prévoir l'énorme
intensité des échanges gazeux qui s'accomplissent au
fond de nos poumons et vous révéler toute l'importance
de la respiration.

C'est qu'en effet l'on pourrait dire sans paradoxe que
respirer, c'est vivre. On vous a fait connaître, en chimie,
l'immortelle découverte de Lavoisier. Vous savez que le
premier il montra la véritable nature de la combustion ; il prouva que toute combustion est une
oxydation, qu'un corps qui brûle n'est autre chose qu'un
corps qui s'unit à de l'oxygène, et qu'il n'y a qu'une différence de degré entre la lente oxydation du fer qui se
rouille et l'oxydation brusque de l'allumette qui s'en-
flamme. Mais il alla plus loin : il démontra que la respi-

ration n'est, elle aussi, qu'une combustion, et que la chaleur du corps vivant est produite par l'oxydation du charbon et de l'hydrogène, exactement comme la chaleur d'une cheminée ou d'un poêle.

La combustion est, en effet, comme le fond de la vie. L'oxygène n'est si nécessaire à l'être vivant que pour brûler, dans son organisme, les matériaux combustibles fournis par l'alimentation, les hydrocarbures. Et pourquoi l'être vivant a-t-il si grand besoin d'opérer en lui-même une incessante combustion? Pour une raison que je vous ai fait prévoir dans une leçon précédente, quand je vous ai parlé des aliments : *parce qu'il a besoin de produire de la chaleur et du mouvement.* Vous pouvez vous figurer l'organisme comme un véritable appareil de chauffage, ou, mieux encore, comme une locomotive. Il reçoit, par la digestion, des matériaux combustibles, qui sont comme le charbon de la machine à vapeur ; d'autre part, ses poumons dirigent incessamment sur ce charbon un torrent d'oxygène qui le brûle. De cette combustion résulte, ainsi que vous le voyez dans la locomotive, une chaleur considérable et des mouvements divers. Les poumons ne sont donc autre chose qu'une sorte de soufflet, lançant sur le foyer de la vie l'air nécessaire à sa flamme. Nous reviendrons, Messieurs, dans des leçons ultérieures, sur ces importantes questions des combustions organiques et de la production de chaleur et de force. Pour le moment, je tiens seulement à vous bien faire concevoir le *pourquoi* de la respiration, la cause de cette nécessité de l'oxygène et le rôle purement physique que joue ce gaz dans l'économie. Il entre en nous uniquement pour aller oxyder le carbone et l'hydrogène qui y sont entrés par d'autres voies ; cette combinaison chimique s'opère avec un puissant dégagement de chaleur, et cette chaleur sert à élever la température de l'organisme et à produire les mouvements nécessaires à la vie.

Quels sont, Messieurs, les éléments constitutifs des hydrocarbures? Leur nom l'indique; ce sont : le *carbone* et l'*hydrogène*. Quel est le résultat de l'oxydation de ces deux éléments? La chimie vous permet de répondre. L'oxydation de carbone produit de l'*acide carbonique*; l'oxydation de l'hydrogène produit de l'*eau*. Ainsi la combustion organique, qui est comme le phénomène le plus intime de la vie, aboutit à une incessante production de deux gaz: l'acide carbonique et la vapeur d'eau. Vivre, c'est, au point de vue respiratoire, assimiler de l'oxygène pour en former, avec le carbone et hydrogène, ces deux substances nouvelles. Il faut donc que l'organisme se débarrasse de ces deux gaz au fur et à mesure qu'il les produit. C'est encore le sang qui se charge de cette fonction; c'est lui qui prend, dans les tissus, l'acide carbonique et la vapeur d'eau au fur et à mesure de leur formation, et va les déverser au dehors. Une partie de ces gaz s'élimine, comme nous le verrons plus tard, par la peau. Mais c'est dans le poumon que le sang transporte et abandonne la plus grande partie de ces deux substances.

Ainsi, Messieurs, c'est bien un échange qui s'opère dans l'intérieur de la vésicule pulmonaire, entre le sang d'une part et l'air de l'autre. L'air y arrive chargé d'oxygène (21 *d'oxygène pour* 79 *d'azote*); le sang, de son côté, revient des tissus chargé d'acide carbonique et de vapeur d'eau. Que se passe-t-il? L'air abandonne, exhale ces deux gaz, et en revanche se charge d'oxygène, qu'il emporte pour le distribuer aux organes.

Nous verrons, en traitant de la circulation, quelle est, pour ainsi dire, la structure du sang, et par quel mécanisme il charrie ces différents gaz. Retenez pour le moment cette analyse brève et précise du phénomène respiratoire: c'est un échange entre le fluide aérien et le fluide sanguin, l'un abandonnant son oxygène, l'autre cédant de l'acide carbonique et de la vapeur d'eau. Au fond, Messieurs, vous pouvez le deviner, ce n'est pas dans le poumon que s'accomplit le vrai phénomène de la respiration ; le poumon n'est là qu'un lieu de transactions, une sorte de marché, où se font les provisions et où s'écoulent les déchets de l'organisme. Mais la vraie respiration, elle se passe dans les tissus mêmes, dans les cellules : c'est là que l'oxygène rencontre le carbone et l'hydrogène et les brûle en formant deux gaz nouveaux. Aussi la grandeur des échanges pulmonaires donne-t-elle la mesure de l'intensité de la vie elle-même, de l'énergie du fonctionnement des organes en général ; ces échanges sont plus considérables après un repas, pendant un grand travail musculaire, ou même pendant un grand travail cérébral, enfin chaque fois que la vie prend une intensité plus grande.

Puisque le sang se débarrasse dans le poumon de l'acide carbonique et de la vapeur d'eau qu'il contient, il est clair que ces deux gaz doivent se trouver dans l'air *expiré*. Rien de plus aisé que de s'en assurer. Pour la vapeur d'eau, elle apparaît par condensation sous forme d'une légère buée, soit qu'on souffle sur un miroir, soit que l'on respire dans une atmosphère froide et sèche. Quant à l'acide carbonique, une expérience très simple en décèle la présence : il suffit d'expirer (fig. 23) de l'air, à l'aide d'un tube, dans un verre contenant un peu d'eau de chaux limpide, pour voir la solution se troubler en formant du carbonate de chaux insoluble. La présence de ces deux gaz et l'absence de l'oxygène, voilà ce qui fait la différence entre l'air inspiré et l'air expiré. En moyenne, nous expirons, par vingt-quatre heures, 400 litres d'acide carbonique, et nous absorbons 500 litres d'oxygène : chiffres importants à retenir, Messieurs, et que vous pouvez rapprocher de ceux qui mesurent l'ampleur de la surface pulmonaire et l'énorme volume des masses d'air et de sang qui circulent à travers notre appareil respiratoire.

Il faut, disions-nous à l'instant, que l'organisme se débarrasse de l'acide carbonique et de la vapeur d'eau

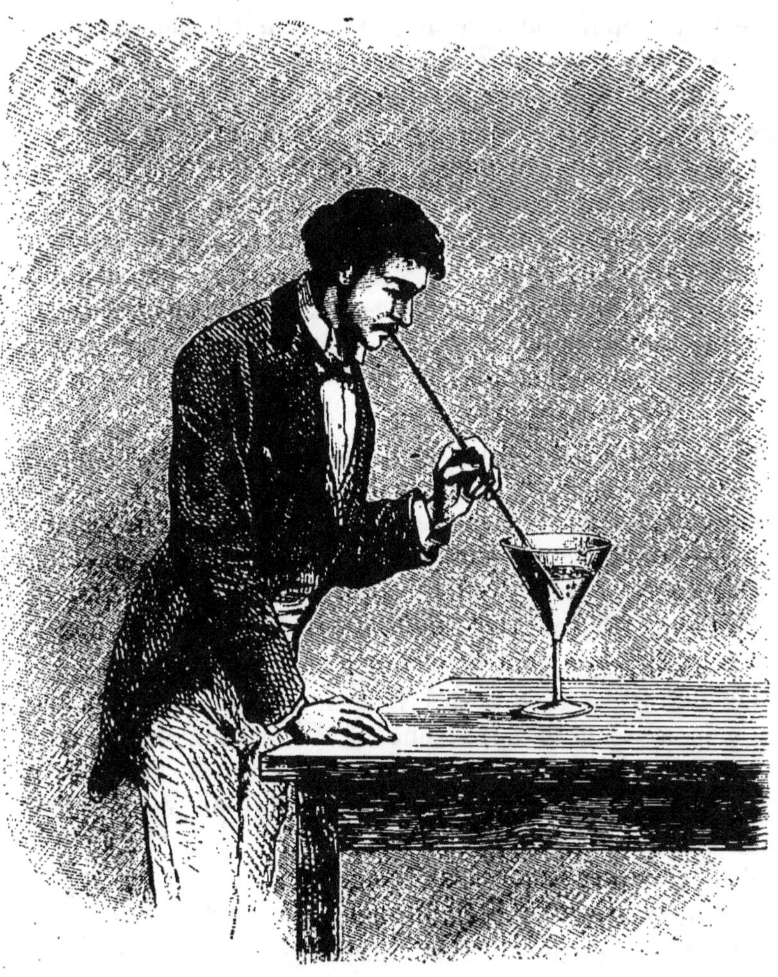

FIG. 23.

qu'il forme sans cesse ; nous aurions pu dire : il le faut sous peine de mort, sous peine d'*asphyxie*.

Enfermez un petit oiseau sous une cloche de verre

hermétiquement fermée : vous le verrez mourir au bout de quelques minutes. La première, la principale cause de sa mort, c'est la privation d'oxygène. Il est mort après avoir épuisé tout celui que contenait la cloche : sa vie s'est éteinte faute d'oxygène.

Toutefois l'expérience a montré que, si l'on restitue de l'oxygène à l'atmosphère de la cloche au fur et à mesure que l'oiseau le consomme, la mort ne tarde pas à survenir. L'oiseau, dans ce cas, meurt empoisonné par l'acide carbonique accumulé dans la cloche ; le sang qui revenait à ses poumons, mis en présence d'une atmosphère saturée de cet acide, ne pouvait plus exhaler celui qu'il renfermait, et ce gaz, impropre, comme vous savez, aux combustions, arrêtait les oxydations des tissus, c'est-à-dire la vie.

Enfin on constate qu'il ne suffit pas, pour entretenir la vie de la petite bête, de lui fournir de l'oxygène et d'enlever l'acide carbonique. La vapeur d'eau exhalée contient certaines particules organiques extrêmement promptes à se putréfier et qui la rendent meurtrière. Si l'on veut faire vivre l'oiseau, il faut encore le débarrasser constamment de la vapeur d'eau qu'il émet.

Tels sont, Messieurs, les trois modes de l'asphyxie, lesquels agissent le plus souvent simultanément. C'est là une question des plus importantes pour la santé publique, et qui appellera toute votre attention quand vous étudierez l'hygiène [1]. Vous apprendrez alors de quel prix inestimable est, pour la santé et pour la vie, la parfaite pureté de l'aliment respiratoire, et à quels désordres graves, mortels même, peut conduire une insuffisance, en apparence peu sensible, dans la quantité ou dans la qualité de « cet aliment de la vie », comme on l'appelait autrefois. Sachez seulement qu'une pro-

---

1. Voyez le *Cours d'Hygiène*, à l'usage des écoles normales primaires, par le Dr E. Pécaut, leçon I.

portion de 2/1000es d'acide carbonique dans l'air suffit pour causer des accidents, ou, si vous aimez mieux, que 2 litres de ce gaz suffisent à vicier 2 mètres cubes d'eau. Comme nous en exhalons environ 20 litres par heure, c'est donc environ 10 mètres cubes d'air par heure qu'il faut fournir à chaque individu pour assurer un renouvellement convenable du milieu respiratoire. Encore, dans cette évaluation, ne tient-on pas compte de la viciation de l'air par l'évaporation de l'eau de l'organisme; en tenant compte de cet élément dans le calcul, on approcherait aisément du chiffre de 20 mètres cubes par personne et par heure.

Nous voici parvenus, Messieurs, au terme de cette rapide étude de la respiration. Arrêtez-vous un instant pour jeter un coup d'œil d'ensemble sur les phénomènes que nous venons d'observer. A la lumière des explications précédentes, la vie elle-même va vous apparaître avec un singulier caractère de simplicité. Représentez-vous le corps vivant comme un ardent foyer où s'opère sans cesse la brûlante combinaison de l'oxygène avec l'hydrogène et le carbone. Vous aviez vu l'alimentation introduire périodiquement ces deux substances au sein de l'organisme. Aujourd'hui, vous venez de voir l'appareil respiratoire introduisant, à chaque oscillation du thorax, l'oxygène atmosphérique, et le sang, simple véhicule, allant perpétuellement chercher cet oxygène dans les poumons, et y déversant en échange les produits gazeux des oxydations organiques. Vous comprenez maintenant de quelle nature était cet artifice dont je vous parlais au début de la leçon, à l'aide duquel l'être vivant tourne, en quelque sorte, la difficulté et réussit à mettre ses cellules en contact avec le gaz vivifiant. Remarquez, en outre, que tous les phénomènes que nous venons d'observer ne sont que l'application des lois que vous avez étudiées au cours de nos leçons de physique et de chimie. Remarque intéressante, qui vous montre que

ces lois sont maîtresses partout, que le domaine de la
vie ne leur échappe pas, et que tout se fait, au sein de
l'être, en vertu des mêmes forces qui régissent le monde
inanimé.

LEÇON VII

(Résumé)

La voix. La parole.

Sommaire : Considérations générales. Description du larynx. Mécanisme de la phonation. Caractères du son vocal. La parole : les consonnes, les voyelles, le mutisme.

A. La voix. — *Considérations générales.* — La voix n'existe pas chez les animaux inférieurs ; aux premiers échelons du règne vit tout un peuple d'être muets, également incapables de rompre le silence qui les enveloppe et d'en avoir conscience, réduits à une vie végétative où n'apparaît qu'en germe la vie de relation. La voix se montre pour la première fois chez les insectes, mais elle est encore grossière et rudimentaire ; chez les moins parfaits d'entre eux, elle n'est que le bruit des ailes ou des membres, et la conséquence involontaire et inévitable de certains mouvements ; chez les plus parfaits (cigale), elle commence à être un moyen d'*expression*, puisqu'elle est produite par un appareil spécial, qui agit ou reste muet, selon la volonté de l'animal. Mais encore n'est-elle qu'un *bruit*, invariable, inflexible, simple avertissement par lequel l'insecte signale sa présence.

Chez les animaux supérieurs, la voix acquiert la flexibilité, caractère nouveau qui lui permet de se plier avec quelque exactitude aux intentions de la volonté. On voit apparaître chez ces animaux un mécanisme nouveau de formation des sons : le passage de l'air expiré à travers une portion spéciale et vibratoire des voies aériennes.

Mais c'est chez l'homme, et chez l'homme seul, que la voix est l'organe merveilleusement souple et varié de l'expression. Tous les autres, comparés à celui-là, sont infidèles. Les membres exécutent des signes, mais ces signes sont limités à ceux dont l'interprétation est simple et évidente. Les muscles de la face peuvent aussi exprimer l'état de notre âme, mais sans nulle précision ; d'ailleurs le jeu de ces muscles peut être provoqué automatiquement, par le mécanisme réflexe, sans la participation de la volonté, en sorte qu'ils trahissent nos pensées plus qu'ils ne les expriment. Seule la voix possède l'exactitude et la flexibilité nécessaires pour devenir l'instrument parfait de manifestation de la pensée : de là naît le langage, caractéristique de l'homme.

Les organes de la voix. — La pièce principale de l'appareil phonateur est le *larynx*.

Le larynx est la partie supérieure de la trachée (*Rappeler que la trachée est le tube par lequel les voies respiratoires viennent s'ouvrir dans le pharynx*). Il est situé dans la région supérieure du cou, derrière la base de la langue, en avant de l'œsophage, et il est recouvert par une sorte de soupape mobile, l'*épiglotte*, qui l'ouvre ou le ferme aux moments opportuns.

Le larynx est un organe d'une structure fort compliquée, dans le détail de laquelle il serait inutile d'entrer. Il suffit de savoir qu'il forme une sorte de tuyau large et court, composé de plusieurs pièces cartilagineuses soudées entre elles. Sa partie antérieure fait saillie sous la peau et forme cette tumeur mobile, plus apparente chez l'homme fait que chez la femme ou l'enfant, et que

le vulgaire nomme la *pomme d'Adam*. Par son bord inférieur, ce tuyau se continue directement avec la trachée.

Un double rétrécissement le coupe à deux hauteurs
différentes. Le rétrécissement supérieur est formé par
deux replis de la muqueuse du larynx, qui s'avancent

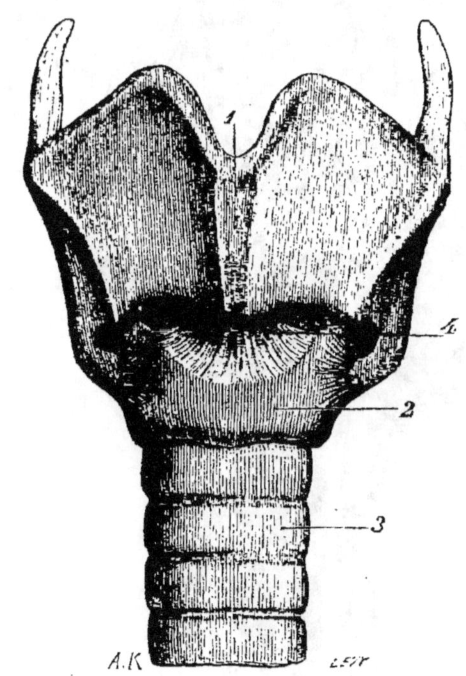

Fig. 24. — Vue extérieure du larynx : 1, *pomme d'Adam* ;
3, *trachée*.

l'un vers l'autre et qu'on a eu le tort de nommer *cordes
vocales supérieures*; ces prétendues cordes vocales ne
jouent aucun rôle dans la formation des sons. Le rétrécissement inférieur y joue, au contraire, le rôle capital.
Il est également constitué par deux replis, disposés vis-
à-vis l'un de l'autre comme les deux lèvres d'une bou-

tonnière. Mais, point important, ces deux replis ne sont pas seulement formés par la saillie de la muqueuse :

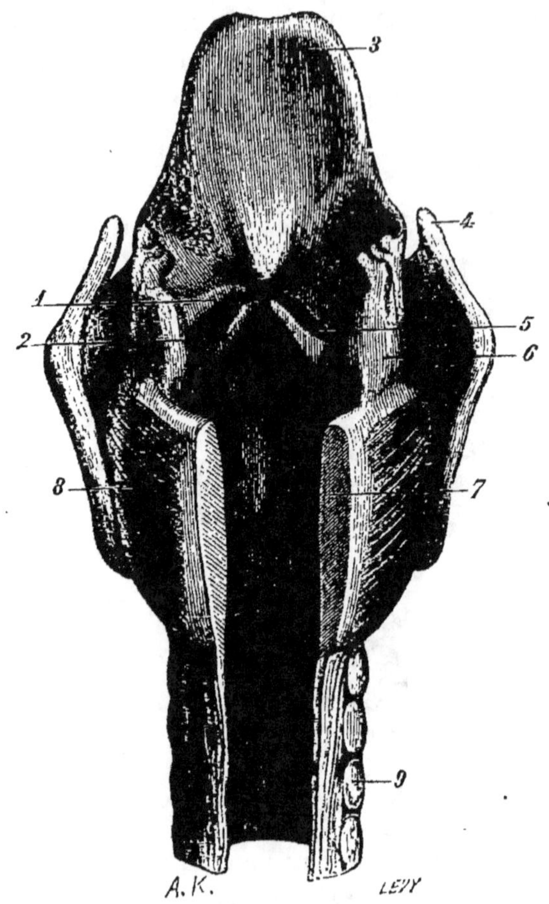

Fig. 25. — Le larynx ouvert, de façon à montrer les *cordes vocales supérieures* (1) et les *cordes vocales inférieures* (2).

chacun d'eux contient, sous la muqueuse, un muscle mince et long, soumis à l'influence de la volonté. Ces deux replis sont les seules vraies *cordes vocales*, à tort nommées inférieures : ce sont eux qui vibrent pour former les sons [1].

L'espace compris entre les deux cordes vocales se nomme la *glotte*.—Variabilité de la longueur de ces cordes selon le diamètre du larynx, c'est-à-dire selon l'âge et le sexe : elles sont plus courtes chez l'enfant et chez la femme que chez l'homme adulte.—Variabilité de leur degré de tension, suivant que le muscle qui les constitue se tend et se contracte.—Enfin variabilité de leur écartement, c'est-à-dire de la largeur de la glotte, à raison de certains mouvements de bascule imprimés aux diverses pièces de la charpente cartilagineuse par un groupe de muscles situés à l'extérieur. Toutes ces variations de tension des cordes, de forme de la glotte, de position du larynx, c'est-à-dire les conditions mêmes de la phonation, sont dues à des mouvements volontaires; il suffit de sectionner les nerfs qui commandent ces mouvements pour paralyser le larynx et anéantir la voix.

Mécanisme. — Si l'on observe le larynx au laryngoscope, c'est-à-dire à l'aide d'un petit miroir placé dans le fond de la bouche, sur lequel on projette une vive lumière, on aperçoit ainsi l'intérieur du larynx vivement éclairé. On constate que, dans la parole, la glotte se rétrécit, tandis que, pendant le silence, ce défilé s'élargit, laissant libre passage à la colonne aérienne.

Partant de là, on crut d'abord pouvoir assimiler le larynx à un sifflet (instrument où c'est la colonne d'air

---

1. Une expérience simple démontre que le larynx est l'organe indispensable de la voix. Si la trachée vient à être ouverte au-dessous du larynx, comme dans l'opération de la trachéotomie, de façon que l'air, entrant et sortant par cette incision, cesse de passer par le larynx, la voix est détruite, l'opéré est muet. Que l'on bouche du doigt cette ouverture, que l'on force ainsi l'air à traverser le défilé laryngien, et l'opéré retrouve la parole.

qui vibre en se brisant contre une lame tranchante), et attribuer la production de la voix à la vibration de l'air se brisant contre la glotte.

On sait aujourd'hui qu'il n'en est pas ainsi. Ce n'est pas l'air, ce sont les cordes vocales qui vibrent dans l'émission des sons. Dès lors, le larynx peut s'identifier, non plus à un sifflet, mais à un *tuyau à anche*, à un hautbois, par exemple. Les cordes vocales, brusquement écartées par le choc de l'air, reviennent sur elles-mêmes, sont de nouveau écartées, reviennent encore et ainsi de suite; elles subissent ainsi une série de mouvements de va-et-vient dont la fréquence (voy. *Physique*, ACOUSTIQUE) est en raison de la hauteur du son émis.

Mode de tension de la corde vocale. — Pour qu'une corde vibre, il faut qu'elle soit tendue; la corde laryngienne réalise la perfection d'une corde vibrante, puisqu'elle est constituée par un muscle qui peut se contracter, c'est-à-dire *se tendre* à volonté. La corde d'une harpe, d'un piano, se tend par *étirement* à l'aide d'une clef. Mais la corde vocale, en sa qualité d'organe contractile, modifie elle-même son degré de tension, et par conséquent la hauteur des sons qu'elle rend. Merveilleuse promptitude de la corde vocale à varier sa tension suivant les ordres de la volonté. L'éducation peut donner à l'instrument laryngien une agilité et une précision dont nul autre instrument n'approche. Les vocalises d'une chanteuse ne sont que l'effet d'une série de modifications à la fois instantanées et parfaitement graduées, apportées à la contraction du muscle vibratile.

Le larynx est la principale, mais non la seule pièce de l'appareil de la phonation. Tout le vestibule du conduit aérien et une partie de la trachée contribuent accessoirement à la formation des sons. La trachée, le pharynx, la

bouche, les fosses nasales amplifient et modifient les sons
et font office de *résonnateurs*. Aussi ces régions pré-
sentent-elles des mouvements qui varient suivant la qualité des sons. Exemple : dans les sons aigus, le larynx
s'élève, tendant ainsi fortement la trachée, qui vibre plus
haut (de là l'expression crier du haut de sa tête); il s'a-
baisse au contraire dans les notes graves, relâchant les
annexes résonnatrices; l'obstruction du nez modifie le
caractère de la voix; les altérations du pharynx, de la
luette, des bronches en font autant.

Caractères du son vocal. — Le son glottique peut varier d'intensité (a), de hauteur (b), de timbre (c).

(a) L'intensité dépend uniquement de l'énergie avec
laquelle la soufflerie de l'instrument, c'est-à-dire le thorax, pousse la colonne aérienne. Le *cri* est le son vocal
au maximum d'intensité; il constitue seul la voix des
animaux. L'homme, à ses premiers mois, se rapproche
par là de l'animalité, puisque toute sa phonation se réduit
à crier; s'il est privé d'ouïe, sa voix reste « criarde »,
c'est-à-dire inharmonique. L'éducation auditive lui ap-
prend seule à la moduler. En dépit de cette éducation,
la voix humaine reste relativement inharmonique dans
la parole. Ce n'est que dans le chant qu'elle acquiert
cette régularité d'intervalles qui la rend musicale.

(b) La hauteur du son (voy. *Physique*, ACOUSTIQUE)
dépend de la longueur et de la tension des cordes vi-
brantes. De là vient que le larynx plus large de l'homme,
ayant des cordes plus longues, émet des sons plus graves
que celui de la femme ou de l'enfant. La *mue* de la voix
est un abaissement subit du ton vocal, qui se produit à
l'époque de la puberté (treize à quinze ans) et qui est
environ d'une octave pour les garçons, de deux tons pour
les filles.

En outre, chez le même individu, selon que les cordes vocales sont plus ou moins tendues, la voix se meut dans une série de gammes. Cette série est, en général, double. La première, dont on se sert la plupart du temps, est plus basse; c'est la voix *de poitrine*. La seconde, plus aiguë, est dite voix *de tête* ou voix de *fausset*. La voix humaine peut ainsi varier dans une étendue plus ou moins grande, selon les individus, mais qui est en général de deux octaves. Selon que, pour chacun, ces deux octaves sont comprises en des régions plus ou moins hautes de l'échelle musicale, on classe les voix en diverses catégories. Ce sont, en allant des plus basses aux plus hautes : voix de *basse*, de *baryton*, de *ténor* pour les hommes; voix de *contralto*, de *mezzo-soprano* et de *soprano* pour les femmes.

(c) Le timbre (voy. *Physique*, ACOUSTIQUE) dépend de sons accessoires, qui accompagnent le son fondamental, et que l'on appelle *sons harmoniques*. Ces harmoniques varient selon la structure et la disposition des résonnateurs vocaux, c'est-à-dire selon les individus.

B. **La parole.** — La parole est la voix *articulée*. Les sons dont elle se compose ne sont pas séparés les uns des autres par des intervalles musicaux : ils sont en outre infiniment plus brefs que les sons du chant. La langue, les lèvres, les dents, l'isthme du gosier sont les principaux organes de l'articulation de la voix.

Division des sons du langage en deux catégories : *voyelles*, (a) *consonnes* (b).

(a) Les voyelles sont uniquement produites par les vibrations accessoires du pharynx et de la bouche. Ces parties varient de formes, de dimensions, de tension, suivant la voyelle à émettre. Lorsque l'on prononce une voyelle à voix basse, la glotte reste parfaitement inactive ; si, à ce moment, la bouche étant disposée de façon à prononcer cette voyelle, on fait vibrer un diapason devant les lèvres ouvertes, on entend résonner la voyelle, bien que les poumons n'aient pas fait vibrer la glotte. Les cavités sus-glottiques, pharynx, nez, bouche, agissent à la façon de résonnateurs diversement accordés.

(b) Les consonnes n'ont pas d'existence propre, au point de vue acoustique. Elles ne sont que des voyelles, dont l'émission est précédée, accompagnée ou suivie d'un mouvement particulier des organes résonnateurs accessoires. Elles se produisent quand les parties sus-glottiques présentent à la colonne aérienne certains obstacles, placés en différents points, et que le courant d'air ébranle diversement.

Labiales : l'obstacle siège au niveau des lèvres. *Gutturales :* il est constitué par les parois de l'arrière-bouche. *Linguales :* c'est la pointe de la langue qui le forme. *Dentales :* il est formé par la langue appuyée aux dents.

Cet obstacle est vaincu de façon diverse : par *explosion* (b, p, d, k); par un *glissement* dur (s, f, ch) ou doux (z, v, j); par *tremblement* (r). Le son *r* n'est autre chose que le son d'une voyelle quelconque modifié par une vibration rapide de la pointe de la langue, qui tremblote comme le ferait un chiffon dans un tuyau d'orgue.

(Il serait possible d'anticiper ici sur une leçon ultérieure, et de dire quelques mots des centres nerveux de la parole.

Les nerfs qui président à la parole naissent du cerveau en un point très limité, qui fut déterminé par le chirurgien français Broca. Ce point est dit le centre de la phonation. Mais il est un autre point cérébral qui est indispensable à la fonction de la parole : c'est le centre de la mémoire des mots. Une maladie cérébrale qui détruit soit l'un, soit l'autre de ces centres supprime la parole; mais quand elle frappe le premier, le malade n'a pas oublié les mots, il peut les écrire et les comprendre; quand elle a atteint le second, l'écriture est impossible comme la parole.)

Le mutisme. — Quelques hommes sont dès leur naissance privés de la parole. Le mutisme est alors, presque invariablement, la conséquence de la surdité. Le muet de naissance est sourd, et il n'est muet que parce qu'il est sourd, c'est-à-dire parce qu'il ignore les sons et leurs valeurs : il *pourrait* parler s'il *savait* parler. Qui n'a pas entendu est muet : il faut pouvoir entendre les sons pour les émettre de manière à leur donner une valeur significative. Un enfant qui a entendu jusqu'à trois ou quatre ans, s'il perd l'ouïe, perd la parole.

Dès lors il est aisé de concevoir que l'on puisse rendre la parole aux sourds-muets, en leur décrivant minutieusement le mécanisme des sons parlés et en leur apprenant à les émettre, bien qu'ils ne puissent les entendre.

(Le maître terminera la leçon en signalant, mais en quelques mots seulement, la relation étroite qui unit le langage à l'intelligence. On peut dresser peu à peu un animal à imiter l'articulation des sons : on ne l'a point, pour cela, doté de la parole. C'est que la parole repose sur l'exercice d'une faculté supérieure, purement humaine, la raison : elle suppose chez l'homme la faculté d'abstraction, à l'aide de laquelle il fait de sons tout matériels, les symboles de ses idées. Parler, ce n'est donc point seulement émettre des sons de nature variable, faculté commune à l'homme et aux animaux de haut rang : c'est encore et surtout créer une série de conventions abstraites, en vertu desquelles ces bruits représentent les divers modes de la pensée. Voilà pourquoi le langage est le propre de l'homme, et comment il crée, entre l'homme et l'animal supérieur, un abîme que jusqu'ici rien n'a pu combler.)

LEÇON VIII

(Résumé)

Le sang. Le cœur.

SOMMAIRE : Rôle du sang, sa composition. Le cœur : schéma de la circulation, structure du cœur, son fonctionnement.

A. Du sang.

Rôle du sang. — On a déjà pu se rendre compte du rôle capital que joue le sang dans l'économie. Le sang est un liquide qui circule sans cesse, par un système compliqué de canaux, à travers toutes les parties de l'organisme, allant chercher au dehors les matériaux de la nutrition (oxygène et substances alimentaires), pour les apporter aux tissus, prenant dans ces tissus les résidus, les *déchets* de la nutrition (acide carbonique et eau), pour aller les déverser au dehors. Ce mouvement circulatoire est continu ; il se poursuit sans trêve depuis la première formation de l'être jusqu'à sa mort, à travers le sommeil et la veille, et ne saurait s'arrêter sans que par cela même la vie s'arrêtât aussi.

Quantité. — On a cherché par divers moyens à évauer la quantité de sang contenu dans l'organisme. Cette quantité peut être approximativement estimée à $1/13^e$ du poids total, soit environ 5 kilogrammes de sang pour un homme du poids moyen de 65 kilogrammes. Du reste, cette quantité peut varier du simple au double suivant que l'organisme est à jeun, ou qu'il vient au contraire d'absorber des aliments. Sur un lapin, à l'état normal, il faut enlever 30 grammes de sang pour amener la mort ; mais, si l'on fait jeûner l'animal deux ou trois jours, une saignée de 7 grammes seulement suffit à le tuer.

Composition. — Le sang se compose de deux parties

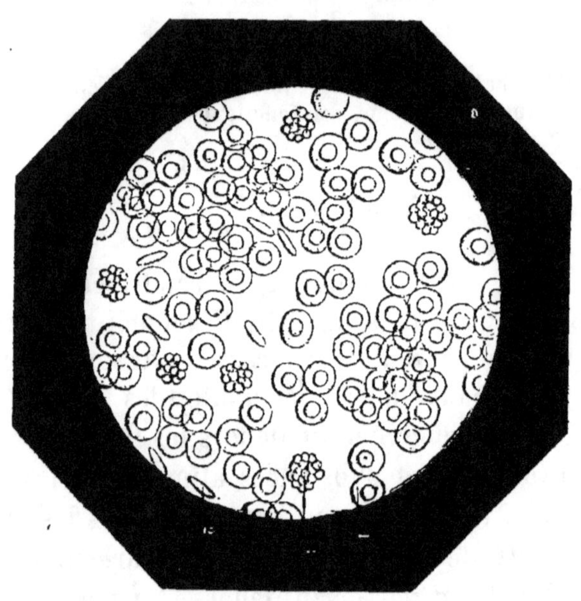

Fig. 26. — Goutte de sang vue au microscope.

bien distinctes, l'une solide, l'autre liquide, toutes deux à peu près égales en volume et en poids.

(a) La partie solide du sang est formée par les cellules ou *globules* sanguins. Ces globules sont de deux ordres : les uns blancs, les autres rouges. Les globules blancs, infiniment moins nombreux, sont aussi moins importants. C'est le globule rouge, ou *hématie*, qui est l'élément capital et actif du sang. Il se présente sous la forme d'un petit disque rouge, légèrement excavé sur ses deux faces, d'un diamètre de 1/150ᵉ de millimètre, et d'une épaisseur de 1/600ᵉ. C'est, on le voit, une cellule d'une extrême petitesse. Mais les globules rouges sont en nombre infini; 1 litre de sang en contient en moyenne cinq trillions, soit à peu près vingt à vingt-cinq trillions pour tout l'organisme. Ils jouissent d'une extrême élasticité, qui leur permet de changer de forme à la moindre pression, et de s'effiler, pour ainsi dire, afin de s'engager dans les vaisseaux les plus déliés. Cette modification dans la forme du globule amène des modifications dans la couleur du sang: quand, sous l'influence de l'oxygène, le globule s'aplatit, la couleur est rouge clair; lorsque l'action de l'acide carbonique le fait se gonfler comme une petite sphère, il devient opaque et d'une nuance noirâtre; de là ce fait que le sang artériel oxygéné est rouge vif, le sang veineux d'un rouge noirâtre.

Le globule rouge a pour fonction d'être le véhicule de l'oxygène. Il l'absorbe, l'emmagasine, comme le charbon ou l'éponge de platine se charge des gaz, et il le transporte ensuite dans les tissus, où il s'en dessaisit. En échange, il emmagasine de l'acide carbonique, mais en petite quantité; la plus grande partie de ce gaz ne se fixe pas sur les globules, mais se dissout simplement dans la partie liquide du sang. Ainsi c'est le globule rouge qui est le véritable instrument de l'oxydation; on conçoit dès lors pourquoi il existe dans le sang en quantité si prodigieuse. On conçoit également pourquoi les personnes pâlies par l'anémie, ou les privations, ou la convalescence, ont une si faible vitalité : elles sont pâles, parce que leur sang est pâle, c'est-à-dire parce qu'il contient peu de globules rouges ; dès lors elles absorbent peu d'oxygène: ce qui revient à dire que le foyer de la vie est chez elles languissant et exposé à s'éteindre.

(b) La partie liquide du sang n'est autre chose qu'une simple solution d'albumine dans de l'eau (10 d'albumine pour 100 d'eau). Une portion de cette albumine, nommée la *fibrine*, est coagulable par le refroidissement ; c'est elle qui fait le *caillot* du sang refroidi. Le sang caillé est formé par la fibrine devenue solide et emprisonnant dans ses mailles les globules rouges et blancs. L'autre portion de l'albumine se coagule par la chaleur.

Il y a encore quelques autres éléments dans le sang : sucres, matières grasses, des sels alcalins de soude ou de potasse, etc., sans compter les gaz, l'oxygène fixé sur les globules rouges, l'acide carbonique dissous dans le sérum.

B. Le cœur.

L'appareil de la circulation se compose de quatre parties : 1° un organe moteur central, le *cœur* ; 2° un système de canaux ramifié, les *artères*, conduisant le sang loin du cœur ; 3° un second système de canaux, les *veines*, le ramenant au cœur ; 4° un réseau de vaisseaux très déliés, les *capillaires*, intermédiaire aux deux précédents, et conduisant le sang des artères dans les veines. Nous n'étudierons aujourd'hui que le cœur.

(Avant de commencer cette étude, nous engageons le maître à tracer au tableau un schéma linéaire analogue à celui que nous intercalons ici, et à résumer rapidement, comme suit, le trajet et la direction du sang : On peut considérer le cœur comme formé de deux poches contractiles, A et F, placées sur le trajet du courant sanguin pour lui donner l'impulsion. Partons de la poche gauche ou cœur gauche A, et suivons le trajet du sang jusqu'à son retour au point de départ. Le cœur gauche A, rempli de sang comme toutes les parties du réseau circulatoire, se contracte, et, grâce à un système bien combiné de soupapes, il le chasse, selon la direction des flèches, dans le tronc artériel B, lequel se ramifie pour porter le sang dans toutes les parties du corps. Des dernières ramifications de ce tronc, le sang, continuant à avancer, passe dans le réseau capillaire C, à travers les parois duquel

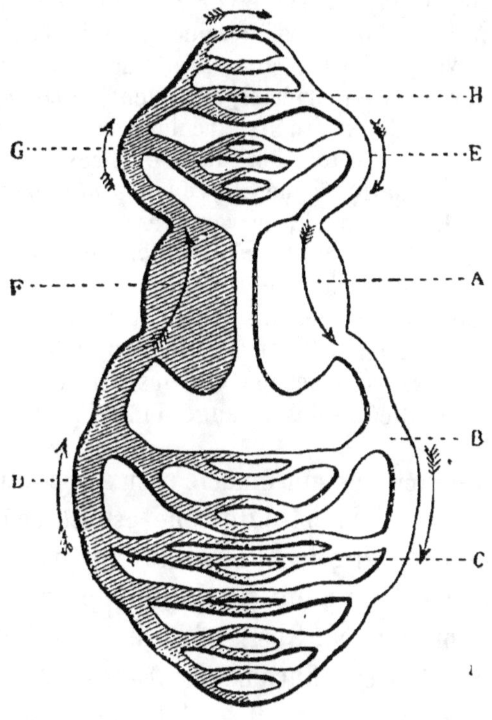

FIG. 27.

s'opèrent les échanges de la nutrition et de la combustion ; le sang y abandonne son oxygène et se charge d'acide carbonique. Poussé par les ondes successives que lance le cœur gauche, le sang continue son voyage ; des capillaires il passe dans les veines et dans le tronc veineux D, qui l'amène au cœur droit F. Celui-ci, à son tour, se contracte, et grâce à un jeu de soupapes qui empêche le sang de revenir sur ses pas, il lance ce liquide dans le vaisseau G, qui va se ramifier dans les poumons et aboutit au réseau capillaire H, réseau étalé dans les alvéoles pulmonaires. Là le sang veineux se débarrasse l'acide carbonique, se charge d'oxygène, et redevenu artérie., il s'achemine, par le vaisseau E, vers le cœur gauche, où il n'arrive que pour être de nouveau lancé à travers tout l'organisme. Ainsi, en résumé, l'odyssée du sang est celle-ci : parti . du cœur gauche, il gagne, par les artères, tous les tissus, et, arrivé aux capillaires, il y devient veineux ; puis passant dans les veines, des veines dans le cœur droit, du cœur droit dans les poumons, il y redevient artériel, et revient au cœur gauche. — On voit qu'il y a deux circuits circulatoires : l'un, qui part du cœur, gauche traverse tout l'organisme et revient au cœur droit ; c'est la circulation générale, ou *grande circulation;* l'autre, qui part du cœur droit, traverse les poumons et revient au cœur gauche ; c'est la *petite circulation.* De même il y a deux réseaux capillaires : l'un, celui des *capillaires généraux,* qui occupe toutes les parties du corps et est le théâtre des échanges entre le sang et les tissus ; l'autre, celui des *capillaires pulmonaires,* qui n'occupe que les vésicules des personnes et qui est le théâtre des échanges entre l'air et le sang.)

Cœur. — Le cœur est un muscle creux et contractile, d'une forme conique ; la base du cône est située en haut et un peu inclinée à droite ; la pointe se dirige vers le bas, et correspond à un point situé quelque peu au-dessous du mamelon gauche. Suspendu entre les deux poumons, entouré d'un sac fibreux, le *péricarde,* le cœur s'abrite derrière le sternum et les troisième, quatrième et cinquième côtes gauches.

Structure inférieure. — Une cloison verticale le sépare en deux moitiés droite et gauche, n'ayant entre elles aucune communication. Une cloison horizontale divise à son tour chacun de ces deux compartiments en deux autres plus petits, placés l'un au-dessus de l'autre, et communiquant directement par une ouverture. Les deux compartiments supérieurs se nomment les *oreillettes,*

les deux inférieurs portent le nom de *ventricules*. L'oreillette gauche communique donc avec le ventricule gauche,
et l'oreillette droite avec le ventricule droit.

Deux canaux volumineux déversent le sang veineux
dans l'oreillette droite : ce sont les deux *veines caves*,

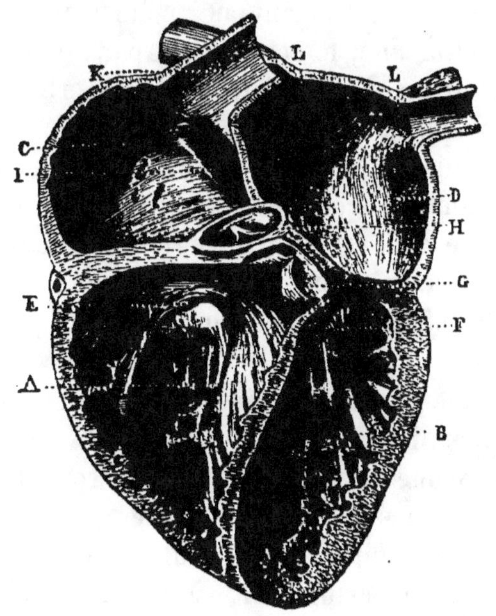

FIG. 28. — Coupe du cœur. C, oreillette droite ; A, ventricule droit ;
D, oreillette gauche ; B, ventricule gauche.

l'une *veine cave supérieure*, qui apporte le sang de la
moitié supérieure du corps (tête, cou et bras), l'autre,
veine cave inférieure, qui ramène le sang de la moitié
inférieure (abdomen et jambes). Un seul vaisseau, l'artère pulmonaire, part du ventricule droit ; il conduit le
sang veineux aux poumons.

Quatre vaisseaux viennent s'ouvrir dans l'oreillette
gauche : les quatre *veines pulmonaires*, qui lui appor-

tent du poumon le sang devenu artériel. Un vaisseau unique, énorme, part du ventricule gauche : c'est l'artère *aorte*, qui va se ramifier à l'infini pour amener le sang artériel dans toutes les parties du corps.

Fonctionnement du cœur. — Chacune des deux moitiés du cœur se comportant exactement comme l'autre, se relâchant et se contractant aux mêmes instants, il suffit d'en observer une, le cœur droit, par exemple :

L'oreillette droite reste distendue en vertu de son élasticité musculaire, offrant ainsi une cavité vide au sang veineux, qui s'y écoule par les deux veines caves. Elle agit, en somme, *comme une saignée* pratiquée à l'extrémité du réseau veineux et se laisse passivement remplir par l'afflux continu du sang. Tout à coup, au moment où elle est pleine, elle se contracte brusquement, d'un seul coup.

Le sang qu'elle renferme, ainsi pressé et comprimé, tend à s'échapper. Il ne peut refluer du côté des veines caves, car à chacune de ces veines, une soupape, une valvule (que le professeur peut assimiler à une porte à un battant, ne s'ouvrant qu'en un seul sens) lui barre la route. Une seule ouverture lui est ouverte, celle qui mène dans le ventricule droit ; il s'y précipite.

Dès qu'à son tour le ventricule est plein, il se contracte. Même jeu de soupapes : la valvule qui garnit la porte de communication de l'oreillette avec le ventricule se ferme solidement, et le sang, comprimé avec force, n'a qu'une voie d'échappement, l'artère pulmonaire ; il s'y engage et se dirige vers le poumon, pendant qu'une soupape, placée à l'orifice de l'artère pulmonaire, se ferme derrière lui et l'empêche de rétrograder.

Une seconde contraction de l'oreillette, suivie d'une seconde contraction du ventricule, lance une nouvelle ondée sanguine, qui fait progresser la première ; et ainsi de suite, de seconde en seconde, des ondées successives établissent un courant continu du cœur droit vers les poumons.

Même série de phénomènes dans le cœur gauche. Même dilatation passive de l'oreille gauche, que remplit le sang qui revient du poumon par les quatre veines pulmonaires. Même contraction soudaine de l'oreillette, chassant le sang dans le ventricule. Même contraction du ventricule, lançant violemment le sang dans l'artère aorte. Même jeu de soupapes se refermant derrière le courant sanguin et le contraignant à suivre la direction voulue.

Les deux oreillettes se contractent en même temps, les deux ventricules également. On nomme *diastole auriculaire*, *diastole ventriculaire*, le relâchement, la dilatation de l'oreillette et du ventricule, se remplissant de sang. On nomme *systole ventriculaire*, *systole auriculaire*, la contraction de l'oreillette et du ventricule.

La systole auriculaire, qui n'a qu'à pousser le sang dans les ventricules, est soudaine, brève et peu énergique. La systole ventriculaire, qui doit lancer le sang à travers un vaste réseau de canaux, est lente et d'une extrême puissance. Celle du ventricule gauche est la plus puissante des deux, car ce ventricule doit faire traverser au sang l'immense système de canaux qui occupe notre corps tout entier : aussi ses parois sont-elles beaucoup plus épaisses et capables d'un vigoureux effort. Les deux ventricules se contractent, se tordent avec une extrême énergie pour vaincre l'énorme résistance de la colonne sanguine, et dans ce mouvement la pointe du cœur se redresse convulsivement et vient battre contre la paroi thoracique : la main appliquée sur les extrémités antérieures des quatrième et cinquième côtes gauches est rythmiquement soulevée par cette percussion.

La fréquence des systoles (vulgairement des *batte-ments*) du cœur est variable selon l'âge et selon l'état de santé ou de maladie. Plus rapides aux premiers jours de la vie, elles vont se ralentissant jusqu'à la mort. Chez l'adulte de vingt-cinq à trente ans, on compte en moyenne de 65 à 70 pulsations à la minute. Dans la fièvre, ce chiffre peut monter jusqu'à 100, 120, 140 et même 180 pulsations.

Il suffit de mettre le doigt sur une artère quelconque pour sentir les chocs imprimés par le cœur à la colonne liquide : l'artère a sa systole et sa diastole isochrones à celles du cœur. (On choisit, pour cette exploration, une artère superficielle, peu éloignée de la peau, celle du poignet par exemple : c'est ce qui s'appelle *compter le pouls*.)

(Nous engageons le maître à relever sa leçon par quelques brèves considérations terminales sur les bruits du cœur et le parti que la médecine en tire par l'auscultation. Quelques mots sur ce sujet seront pour l'auditoire une vraie révélation, propre à lui faire saisir la sûreté des méthodes scientifiques modernes. Voici la matière de ce hors-d'œuvre :

L'oreille appliquée contre la paroi thoracique distingue un son régulier, rythmique, produit par les mouvements du cœur. Ce son, chacun peut le vérifier, se compose de deux bruits séparés, le premier un peu sourd, le second éclatant, analogues au tic tac d'une forte montre. L'expérience a montré que le premier bruit est produit par le claquement des valvules auriculo-ventriculaires, qui se tendent brusquement au moment où les ventricules se contractent. Le second bruit résulte du claquement des valvules de l'aorte et de l'artère pulmonaire, qui se ferment après la contraction des ventricules pour empêcher le sang de refluer vers le cœur. Or ce sont précisément ces valvules qui s'altèrent presque toujours dans les maladies du cœur ; épaissies, raidies, racornies, elles ne jouent plus bien : dès lors, en cas de maladie, leur bruit sec et net est remplacé par un bruit tout différent, analogue à un *souffle*, qui indique qu'elles ferment mal et que le sang s'y glisse avec bruit. On comprend comment l'oreille exercée d'un médecin peut ainsi, par la seule auscultation du cœur, discerner les débuts d'une maladie que rien ne révélait extérieurement, et comment, ainsi découverte, la maladie pourra être combattue.)

LEÇON IX

(Résumé)

Vaisseaux sanguins. Vaisseaux lymphatiques.

Sommaire : Vaisseaux sanguins : artères, capillaires, veines (tableau d'ensemble). — Vaisseaux lymphatiques et lymphe.

A. Vaisseaux sanguins.

(a) *Petite circulation*. — Elle se compose : 1° de l'artère pulmonaire, qui part du ventricule droit, et se divise en deux artères plus petites, dont chacune suit l'une des deux grosses bronches et se ramifie avec elle ; 2° des capillaires pulmonaires, sur le rôle desquels nous ne revenons pas (voy. leçons VI et VIII) ; 3° des quatre veines pulmonaires, qui viennent déboucher dans l'oreillette gauche.

Il faut remarquer qu'en dépit de son nom, l'artère pulmonaire est un vaisseau veineux, de même, qu'en dépit du leur, les veines pulmonaires sont des canaux artériels. Ces fausses dénominations qui datent d'une époque où la constitution des deux sangs était inconnue, tiennent à ce que l'on appelle *artères* tout vaisseau sortant des ventricules, et *veines* tout vaisseau aboutissant aux oreillettes.

(b) *Grande circulation*. — Elle se compose (voy. leçon VIII) d'un réseau artériel, auquel fait suite un réseau veineux. Il faut étudier séparément ces trois genres de vaisseaux.

1° *Artères. Structure des artères.* — Les parois artérielles ont ceci de remarquable qu'elles se composent d'un mélange de fibres élastiques et de fibres musculaires. De là les conséquences suivantes : les fibres élastiques maintiennent le vaisseau toujours ouvert, béant, et laissent ainsi libre passage à la colonne sanguine ; les fibres musculaires, étant contractiles, permettent à l'artère de se contracter légèrement après chaque ondée (systole artérielle) et d'entretenir ainsi l'élan du torrent sanguin.

Description. — Il serait inutile de donner ici en détail le tableau des branches artérielles. Il suffit d'en expliquer la distribution générale ; nous omettons à dessein de donner les noms spéciaux des différents troncs, qui ne feraient que surcharger inutilement la mémoire de l'élève.

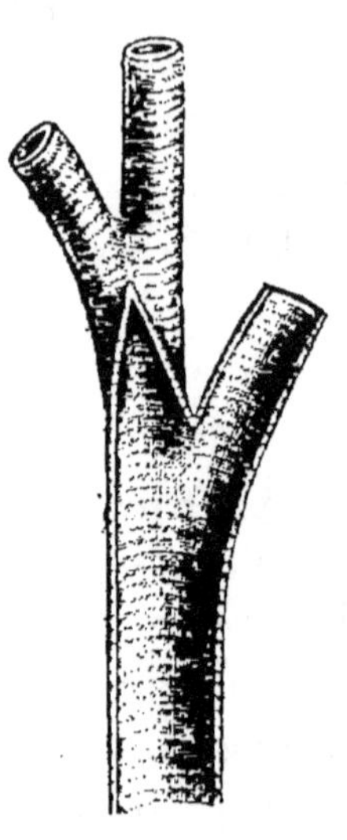

Fig. 29. — Tronçon d'artère ouvert.

Que l'on se représente le réseau artériel *comme un arbre* analogue à ce que nous avons appelé l'arbre respiratoire (voy. leçon VI). Le tronc de cet arbre immense est une grosse artère, *l'aorte,* qui naît, nous le savons, du ventricule gauche ; les dernières branches sont, on peut le dire, *partout* dans notre organisme. Ce tronc s'est divisé à l'infini, de façon à fournir des subdivisions à chaque point de chaque organe. A peine née, l'aorte fournit deux grosses branches qui montent de chaque côté du cou, pour porter le sang à la tête, et deux autres

branches qui se dirigent vers les bras et les suivent jusqu'aux bouts des doigts. L'aorte descend alors le long de
la colonne vertébrale, fournissant des branches aux parois du tronc, à l'estomac, aux intestins, enfin à tous les
viscères abdominaux ; puis, au niveau des vertèbres lombaires, elle se bifurque et donne ainsi une branche à
chacun des membres inférieurs ; chacune de ces branches terminales, comme les artères des bras, court le
long du membre inférieur, s'y ramifie et se prolonge jusqu'aux orteils. Voilà, en quelque sorte, le squelette du
réseau artériel, les grosses branches de l'arbre. Mais il
faut se figurer les innombrables branchettes qui naissent
de ces divisions principales et divergent dans tous les
sens.

On comprend que plus on s'éloigne du cœur, plus les
divisions de l'aorte deviennent grêles ; les dernières divisions artérielles sont invisibles à l'œil nu. On comprend
aussi que, dans ces mêmes vaisseaux éloignés, le cours du
sang s'est régularisé, et, de saccadé, est devenu continu.

Ce qui précède suffit à expliquer le danger spécial de
la blessure d'une artère : le vaisseau, maintenu béant par
l'élasticité de ses parois, n'a nulle tendance à se fermer
et laisse s'écouler le sang. On comprend également que
pour arrêter l'hémorragie artérielle, il faudra comprimer le vaisseau entre le cœur et la plaie (s'il s'agit d'une
artère des membres, par exemple, on liera fortement le
membre au-dessus de la blessure).

2° Capillaires. — Les capillaires sont des vaisseaux
de très petit calibre ; les plus déliés d'entre eux ont une
lumière à peine assez grande pour laisser passer un globule du sang. Il faut la loupe et le microscope pour les
apercevoir. Les parois de ces vaisseaux sont d'une
extrême ténuité.

L'étroitesse de leur calibre y ralentit forcément le cours du sang, ralentissement nécessaire pour laisser aux phénomènes d'échange le temps de s'accomplir. L'impulsion venue du cœur s'est de plus en plus affaiblie, en se brisant contre les innombrables éperons des

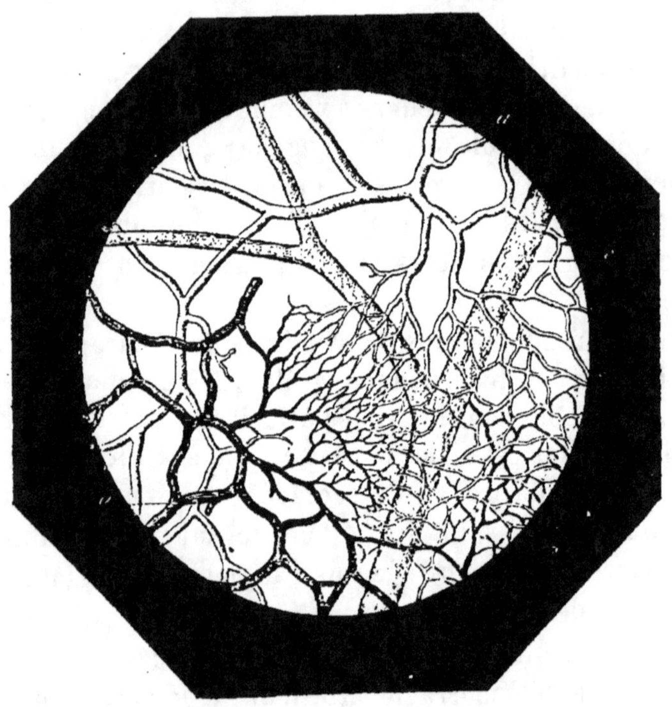

FIG. 30. — Préparation microscopique montrant un réseau capillaire intermédiaire à un lacis artériel et à un lacis veineux. Un gros tronc artériel traverse le champ de la préparation.

subdivisions du réseau artériel. Aussi dans les capillaires le sang n'avance plus que par ce que l'on nomme la *vis a tergo*, c'est-à-dire la poussée qu'imprime à la colonne liquide chaque ondée successive arrivant *par derrière*.

Il y a des capillaires partout dans nos tissus, ce qui se comprend de soi, puisque ces vaisseaux sont le siège des phénomènes d'échanges, et que ces phénomènes sont nécessaires en tout lieu, en tout point de l'organisme. Une pointe d'aiguille enfoncée en quelque endroit du corps que ce soit, déchire toujours quelques vaisseaux de ce réseau.

3° *Veines.* — Les veines sont les vaisseaux qui rapportent au cœur droit le sang devenu veineux dans les capillaires. Ici encore il faut se représenter le réseau comme un arbre aux mille branches : les branches sont partout, et le tronc aboutit à l'oreillette droite (seulement ici le tronc est double, au lieu d'être unique, puisque deux troncs veineux, les deux veines caves, viennent déboucher dans l'oreillette). Ainsi l'arbre veineux et l'arbre artériel sont en quelque sorte abouchés par leurs branches, en sorte que le sang, au sortir du réseau capillaire, passe dans les dernières ramifications veineuses, et, conduit par elles, va convergeant vers les deux troncs veineux qui le ramènent au cœur droit.

Structure. — Les veines se distinguent des artères en ce que leurs parois ne contiennent presque pas de fibres élastiques, de sorte que ces canaux n'ont aucune tendance à rester béants. De là vient que la blessure d'une veine donne lieu à un écoulement moindre de sang, et a une tendance naturelle à se fermer. Mais les parois des veines contiennent de nombreuses fibres musculaires qui permettent à ces vaisseaux de se contracter et de comprimer le sang. Or cette contraction, grâce aux *valvules* des veines, a pour résultat de faire progresser le sang vers le cœur. Les veines, en effet, sont munies de valvules, sortes de poches flasques, placées à l'intérieur du calibre du vaisseau, et dont la concavité est tournée

vers le cœur. Quand le sang les franchit, il les applique
et les efface contre les parois de la veine ; mais dès qu'il
les a dépassées, il remplit leur concavité, les distend, et
elles s'opposent ainsi à ce qu'il revienne sur ses pas.
Les valvules sont un puissant auxiliaire à la progression
du sang, en ce qu'elles empêchent la masse sanguine,
retenue par la pesanteur, de s'accumuler
et de distendre à l'excès les parois de la
veine.

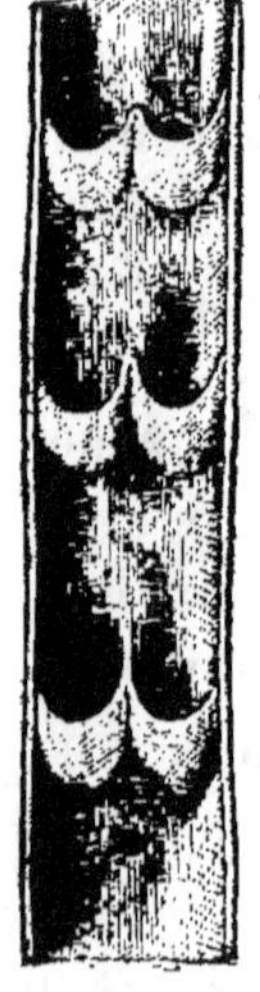

Fig. 31. — Lambeau de veine montrant les valvules.

Le réseau veineux est, en général, partout disposé parallèlement au réseau artériel ; il le suit, l'accompagne en tout lieu. Ainsi, tandis qu'une grosse artère, issue de l'aorte, court le long de la cuisse et s'y subdivise pour irriguer tout le membre inférieur jusqu'aux orteils, un réseau veineux, partant des orteils, ramène le sang du membre et aboutit à un tronc veineux parallèle à l'artère. Il en est de même en toute région de l'organisme.

Les veines venues de la tête et du cou, et celles qui arrivent des bras et des parties supérieures de la poitrine se jettent les unes dans les autres, comme des ruisseaux
dans une rivière, et finissent par former un tronc unique
et volumineux qui se jette dans l'oreillette droite : c'est
la *veine cave supérieure*.

Les veines qui ramènent le sang des membres entrent
dans l'abdomen, parallèlement aux artères qui en sortent,
et se réunissent à un gros tronc qui vient des régions inférieures du bassin ; ce tronc continue à monter
le long de la colonne vertébrale, ramassant sur son chemin toutes les veines des viscères abdominaux, traverse

le diaphragme, pénètre dans la poitrine et va se jeter
dans l'oreillette droite. On lui donne le nom de *veine
cave inférieure*.

Système de la veine porte.—Une seule veine fait exception à ce tableau sommaire : c'est la veine qui recueille
le sang des capillaires de l'intestin grêle. Au lieu d'aller
se jeter directement dans le tronc de la veine cave inférieure, cette veine, nommée *veine porte*, se dirige vers

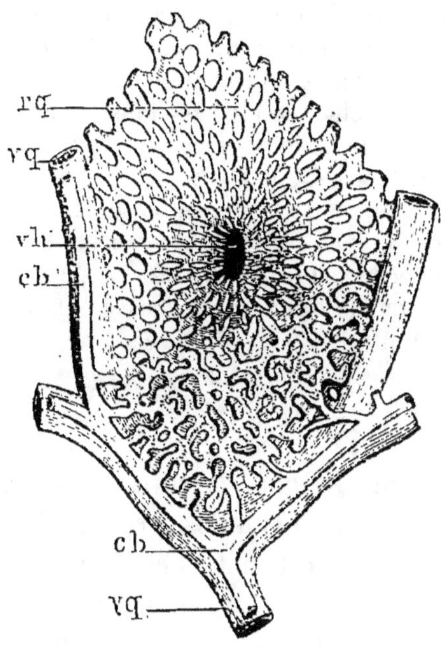

Fig. 32. — Une portion du réseau vasculaire du foie : vq, *rameau de
la veine porte;* ch,*rameau de l'artère hépatique;* rq, *réseau capillaire.*

le foie, et s'y résout en un véritable réseau capillaire.
Mais ce réseau lui-même aboutit à des troncs veineux
qui vont déboucher dans la veine cave. De la sorte la
veine porte (c'est une particularité unique dans tout
l'organisme) est intermédiaire à deux réseaux capil-

laires, placés l'un dans les parois intestinales, l'autre dans le tissu du foie. Le sang qui vient des intestins se rend bien au cœur droit par la veine cave, mais après avoir traversé le foie. Cette disposition est en rapport avec l'absorption des aliments : ce sang charrie une partie du chyle et le porte au foie qui l'élabore.

Résumé. — Ainsi l'on peut envisager le système compliqué des vaisseaux sanguins de la grande circulation, comme formé de deux réseaux parallèles, l'un charriant du sang rouge, l'autre du sang noir. Chacun de ces réseaux a pour origine un ou deux vaisseaux énormes, qui vont se divisant et se subdivisant à l'infini en branches de plus en plus grêles et nombreuses. Entre les extrémités déliées et innombrables de ces deux réseaux est un troisième système de canaux sanguins, les capillaires, qui établit la communication de l'un à l'autre. A la racine des deux réseaux veineux et artériel se trouvent les deux cœurs droit et gauche, puissantes pompes aspirantes et foulantes, qui donnent le branle à la masse sanguine et la forcent d'exécuter son éternel voyage.

B. Vaisseaux lymphatiques.

Un autre liquide que le sang circule à travers notre organisme dans un réseau qui lui est propre. Ce liquide c'est la *lymphe ;* ce réseau est celui des *vaisseaux lymphatiques.*

La *lymphe* est un liquide fort semblable au sang par sa composition, mais qui en diffère par sa couleur. Elle est incolore ou blanchâtre et contient en suspension une grande quantité de globules blancs, identiques à ceux du sang. Outre les globules qui représentent la partie solide, la lymphe est formée d'une partie liquide assez analogue au liquor du sang : on y trouve en effet de la fibrine, susceptible de se coaguler spontanément, et de l'albumine, sans compter une forte proportion de sels.

Origine de la lymphe. — Elle semble se former dans tous les organes du corps ; elle résulte probablement en grande partie des déchets des tissus épithéliaux, c'est-à-dire des vieilles cellules mortes et fondues des glandes, des muqueuses, des séreuses et de la peau.

Les *vaisseaux lymphatiques* sont des canaux fort déliés que l'on trouve dans tous nos tissus et qui y pompent la lymphe. Ils sont transparents ou blanchâtres, très flexueux, noueux et munis de valvules semblables à celles des veines. A certains endroits ils se pelotonnent de manière à former une petite masse que l'on appelle *ganglion lymphatique*. (Ce qu'on appelle vulgairement les *glandes* du cou n'est autre chose que les ganglions du réseau lymphatique du cou.) Il y a des lymphatiques partout, mais ces vaisseaux abondent davantage en certaines régions ; ainsi la peau des mains, de la mamelle, du cou, la muqueuse des intestins en possèdent des réseaux très riches.

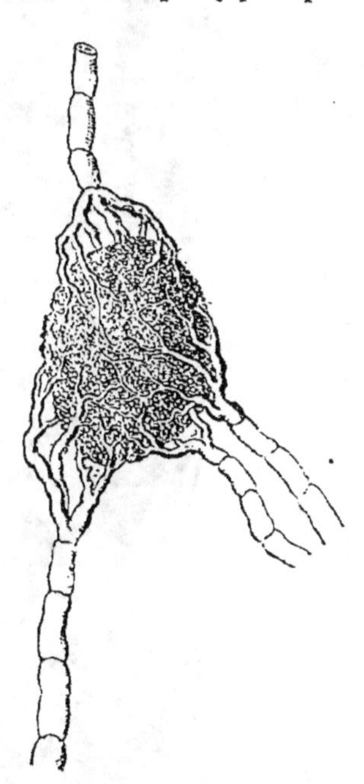

Fig. 33. — Ganglion et vaisseaux lymphatiques.

D'où qu'ils viennent, les vaisseaux lymphatiques, se jetant les uns dans les autres, finissent par aboutir tous à deux gros troncs : l'un, le *canal thoracique* (représentant à peu près ce qu'est la veine cave inférieure pour le système veineux), est formé par la réunion des troncs lymphatiques venus des deux membres inférieurs, de l'abdomen, du bras gauche, de la moitié gauche de la

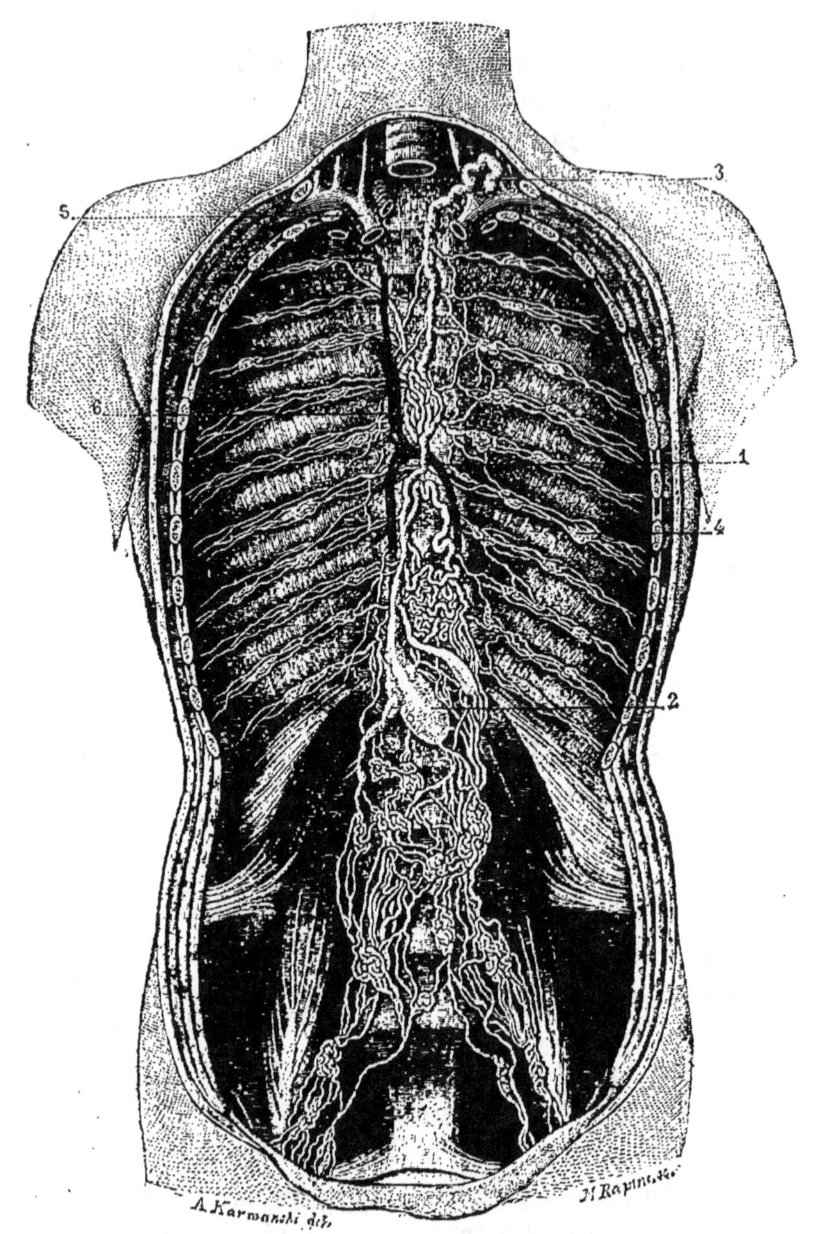

FIG. 34. — Vaisseaux et ganglions lymphatiques du tronc : **1**, *canal thoracique*; **3**, *veine sous-claviére droite*; **2**, *confluent des chylifères*.

tête et de la moitié gauche de la poitrine ; il monte le long de la colonne vertébrale comme la veine cave inférieure, et va se jeter, non pas dans le cœur directement, mais dans une des branches de la veine cave supérieure. L'autre tronc, nommé *grande veine lymphatique*, recueille la lymphe du bras droit, du cou, de la moitié droite de la tête et de la moitié droite du thorax, et va se jeter dans une autre branche de la veine cave supérieure. Ainsi la lymphe venue de tous les points du corps va se déverser dans le réseau veineux et se mêle au torrent sanguin.

Les lymphatiques de l'intestin ont un rôle tout particulier. On les nomme d'un nom qui indique leur fonction, *vaisseaux chylifères*. Ils naissent de la tunique interne, muqueuse de l'intestin, et plus particulièrement des villosités intestinales (voy. leçon IV), et ont pour fonction de s'emparer d'une partie du chyle et de la charrier jusqu'au canal thoracique, par où il va se mêler au sang. C'est donc par cette portion du réseau lymphatique qu'une grande partie des produits de la digestion est assimilée et répandue dans l'organisme. Ce sont surtout les graisses qui suivent la voie des chylifères ; la couleur blanche de ces liquides dessine nettement le réseau de ces vaisseaux, en sorte qu'au moment de la digestion on les voit former sur la muqueuse un lacis laiteux aisé à distinguer.

Ainsi le système lymphatique n'est qu'une annexe du système sanguin. Il constitue une partie spéciale du vaste réseau de canaux qui sillonne et irrigue l'organisme tout entier. Le liquide qui circule dans cette portion spéciale ne reste pas distinct du sang, il s'y mêle au bout d'un temps fort court, et constitue ainsi l'une des origines, l'une des voies de régénération de la masse sanguine.

LEÇON X

(Modèle de leçon)

Nutrition. Absorption. Chaleur.

Messieurs,

Nous avons vu, dans la leçon sur la respiration, l'air, et par conséquent l'oxygène arriver au fond des vésicules pulmonaires. Nous avons vu, dans la leçon sur l'alimentation, les matériaux alimentaires arriver au contact de la muqueuse intestinale. L'oxygène et les aliments ont pénétré dans notre corps. Mais un pas décisif leur reste à franchir. Il faut qu'ils entrent dans le sang, pour être ensuite distribués aux tissus. Jusque-là ils sont, si vous voulez me permettre une comparaison, comme un étranger qui aurait pénétré dans le long et tortueux corridor d'une maison : les portes intérieures qui, de ce corridor, donnent accès dans les pièces mêmes, sont encore fermées. Ce sont ces portes qu'il lui reste à franchir.

Comment l'oxygène, comment les aliments les franchissent-ils ? Comment entrent-ils définitivement dans le sang ? En d'autres termes quel est le mécanisme de l'*absorption* ? Grave question, dans laquelle il nous faut entrer maintenant.

Examinons d'abord l'absorption pulmonaire. Vous vous rappelez bien la situation de l'oxygène. Ce gaz est arrivé jusqu'au fond de ces petites ampoules que nous avons nommées les *vésicules pulmonaires*. La paroi de ces vésicules est, vous ne l'avez pas oublié, d'une minceur, d'une ténuité sans pareilles. Cette membrane, comme toutes les muqueuses, est imbibée de liquide. Elle seule sépare l'oxygène des capillaires sanguins, dans lesquels circule le sang veineux. Aucune ouverture, aucun *pore* ne s'aperçoit dans cette paroi, ainsi qu'on l'avait cru jadis. C'est bien au travers de ce tissu partout continu que devra se faire l'échange gazeux.

Voici comment il est probable que les choses se passent. La muqueuse des vésicules pulmonaires, en sa qualité de tissu chargé d'eau, a dissous une partie de l'oxygène qui la baigne. Les globules rouges, fort avides de ce gaz, comme vous le savez, se trouvent donc directement au contact de cette portion d'oxygène dissous dans la muqueuse, et se combinent immédiatement avec elle. Mais pendant ce temps la muqueuse pulmonaire a soustrait une nouvelle fraction de l'oxygène contenu dans les vésicules. Les globules du sang s'en emparent encore.

Et ainsi de suite, la muqueuse servant non point de barrière, mais tout au contraire d'intermédiaire, tout l'oxygène des vésicules se trouve avoir peu à peu passé dans le sang et s'être fixé sur les globules.

Telle est, Messieurs, l'explication aujourd'hui adoptée. Elle s'appuie, comme vous le voyez, sur la propriété que possède la muqueuse de dissoudre l'oxygène, et sur l'avidité des globules pour ce gaz.

Remarquez que ce passage successif du gaz dans la muqueuse d'abord, puis dans le sang ensuite, s'opère en réalité avec une rapidité presque foudroyante. Faites respirer à un animal des vapeurs d'acide prussique, et vous le verrez rouler à terre. Il faut pour cela que les vapeurs meurtrières aient instantanément pénétré jusqu'à ses globules sanguins.

Passons maintenant à l'absorption intestinale. La situation est, à peu de choses près, la même.

Ici encore une membrane muqueuse, celle de l'intestin, sépare les matériaux alimentaires des vaisseaux qui doivent les emporter. Quels sont ces vaisseaux ? Ce sont, vous vous le rappelez, les capillaires de la veine porte, et les origines du vaisseau chylifère.

Comment ces matériaux vont-ils traverser cette membrane ?

L'explication est ici un peu plus complexe et réclame toute votre attention, car elle repose sur une loi de physique assez singulière.

Voici cette loi :

Lorsqu'une membrane sépare l'un de l'autre deux liquides différents, il s'opère entre ces deux liquides, à travers la membrane, une série d'échanges, d'où résulte finalement le mélange des deux liqueurs. Il suffit, pour que le phénomène s'opère, que cette membrane soit susceptible d'être mouillée par ces liquides. Ces échanges portent en physique le nom de phénomènes d'*osmose* et de *dialyse*.

Les corps les plus propres à passer ainsi au travers des membranes sont de ceux que l'on nomme *cristalloïdes*. Les peptones, les glycoses en sont le type. Ces deux ordres de substances, obtenus par la série des actes digestifs, sont donc éminemment propres à cheminer à travers la membrane intestinale et à pénétrer ainsi jusque dans l'intérieur des vaisseaux.

Vous pouvez maintenant prévoir que l'absorption intestinale n'est qu'une application particulière des lois d'osmose et de dialyse. Une membrane vivante sépare deux liquides différents, le sang d'une part, le chyle de l'autre. Les substances cristalloïdes du chyle, c'est-à-dire les peptones et les glycoses, traversent la membrane et vont se mêler au sang. Celui-ci, au contraire, ne contenant presque pas de substances cristalloïdes, ne prend point de part à l'échange : il reste presque en entier dans les vaisseaux.

Un point encore obscur est l'absorption des graisses.
Ce qui est certain, c'est qu'elles sont absorbées à peu
près exclusivement par les chylifères. On voit ceux-ci se
gonfler de globules graisseux et se dessiner sous l'aspect d'un réseau laiteux. Mais comment ces globules
font-ils effraction à travers la muqueuse et viennent-ils
à atteindre les chylifères? C'est une question que jusqu'ici
la science n'a pu trancher.

Voici donc les aliments entrés dans la circulation. Les
uns cheminent le long du système de la veine porte, traversent le laboratoire du foie, et vont se déverser dans le
cœur gauche. Les autres longent les méandres du réseau
lymphatique et aboutissent finalement aussi au cœur
gauche. Dès lors ils appartiennent à la circulation, qui
les distribue çà et là au gré des besoins organiques et les
fait participer à notre vie.

Messieurs, au point où nous voici parvenus, nous
pouvons nous arrêter pour embrasser d'un seul regard le
terrain parcouru, et nous rendre compte sommairement
de l'ensemble des phénomènes de *nutrition* dont nous
venons en détail d'étudier le mécanisme.

Nous avons vu successivement l'appareil digestif introduire dans l'organisme la plus grande partie des matériaux qui doivent le ravitailler sans cesse; puis l'appareil respiratoire amener le gaz vivifiant au contact du
fluide sanguin; enfin le sang lui-même, lancé par le
cœur dans un éternel tourbillon, apporter aux tissus
l'oxygène qu'il puise dans le poumon et les aliments qu'il
puise dans l'intestin, et déblayer incessamment ces tissus
des résidus de la combustion.

Quel est le but secret de ces phénomènes? A quoi bon
ce tourbillon perpétuel dont nous sommes le siège de-

puis notre naissance jusqu'à notre mort ? Qu'est-ce, en un mot, que la *nutrition de l'être vivant*.

Messieurs, imaginez, l'expérience suivante. Dans un climat très froid, au pôle par exemple, par une température inférieure à zéro, nous avons construit une chambre faite de morceaux de glace. Nous y introduisons un homme dont nous avons préalablement déterminé le poids exact. Cet homme, enfermé dans cette prison de glace, va, vient, marche, fait, en un mot, d'énergiques mouvements pour combattre le froid : il dépense ainsi une certaine quantité de force. Or deux phénomènes nous frappent, après quelques heures de cet emprisonnement : d'abord c'est qu'une partie des murailles de glace a fondu ; ensuite c'est que l'air de la chambre est chargé d'eau et d'acide carbonique. Il en faut ajouter un troisième : c'est qu'en pesant notre homme à sa sortie, nous constatons que son poids a notablement diminué.

De cette expérience, nous déduisons logiquement la triple conclusion suivante : tout homme qui vit, produit une certaine quantité de force mécanique et une certaine quantité de chaleur, — exhale de l'eau et de l'acide carbonique, — et perd de sa propre substance.

Là, Messieurs, est le pourquoi des phénomènes d'alimentation et de respiration que nous avons étudiés jusqu'ici. Puisqu'il est établi que le corps dépense sans cesse sa substance de façon à produire de la force et de la chaleur, il est évident que ces pertes incessantes doivent être réparées au fur et à mesure. La nutrition n'est autre chose que l'ensemble des fonctions par lesquelles l'organisme se refait sans cesse, se reforme à mesure qu'il se détruit, répare enfin ses pertes aux dépens du milieu extérieur.

Ainsi, direz-vous, la composition de notre être phy-sique est sans cesse changeante? Nous ne sommes jamais, à telle minute, ce que nous étions la minute précédente? — Sans doute, Messieurs. Un double mouvement de perpétuelle destruction d'une part, de l'autre de perpétuelle reconstruction, nous emporte à notre insu et nous modifie de seconde en seconde. Un courant non interrompu de matière entre en nous, nous constitue un moment, puis disparaît. Ce changement, c'est la vie même.

Vous vous rappelez notre première leçon, et l'étude rapide que nous avons faite ensemble de la vie des cellules. Vous n'avez pas oublié ces milliers et ces millions de petites molécules, ou, pour mieux dire, de petits organismes dont l'agglomération constitue notre grand organisme à nous. Eh bien, Messieurs, ce sont ces cellules, ce sont ces infiniment petits que nous nourrissons et que nous faisons vivre, en vivant et en nous nourrissant nous-mêmes. Il faut que vous plongiez, par la pensée, votre regard dans ce monde microscopique, si vous voulez descendre jusqu'au fond du phénomène de la nutrition. Imaginez notre corps comme une vaste république, composée de millions de citoyens ; ces citoyens, nos cellules, sont diversement groupés, et chaque groupe ne ressemble pas au groupe voisin ; chacun a son rôle à part et ses besoins particuliers ; chacun doit se nourrir à sa façon pour produire son travail spécial. Tous cependant sont réduits à s'alimenter dans une substance unique, le sang ; mais ils n'y prendront point tous les mêmes éléments. Chacun y puisera les matériaux nécessaires et les élaborera à sa manière : ainsi la cellule musculaire y puisera de quoi se réparer elle-même, et en outre de quoi subvenir à son travail de contraction ; la cellule nerveuse, elle, y puisera de quoi faire de la substance nerveuse, les os y trouveront les éléments de leur structure, etc., etc. Voilà, Messieurs, le vrai théâtre de la nutrition. Merveilleux spectacle, assurément, que celui que révèle à notre esprit la pensée de ces éléments anatomiques qui nous composent, doués d'une sorte de vie individuelle, prenant, dans le torrent sanguin qui passe, *de quoi se réparer* et *de quoi travailler*, puis rendant au sang les matériaux de leur vie d'un moment ! C'est pour eux que nous respirons, que nous mangeons, que notre cœur bat. Le triple appareil respiratoire, circulatoire, digestif, tout l'ensemble de nos fonctions enfin, ne travaille qu'en vue d'une fin unique : la nutrition des cellules.

Remarquez, Messieurs, que les déchets de la vie, que notre substance usée, détruite, disparaît toujours sous la forme minérale. C'est ainsi que nous perdons de l'acide carbonique, de l'eau, et divers composés azotés dont le principal s'élimine par l'urine et se nomme l'*urée*. Urée, acide carbonique, eau, voilà les trois grandes formes que présentent les incessantes dépenses de la vie, et toutes trois appartiennent au règne minéral. Or où puisons-nous les éléments de notre nutrition ? Nous les puisons uniquement dans le règne végétal, soit directement, soit par l'intermédiaire des animaux. Ainsi notre organisme, pendant sa vie, est en quelque sorte le centre d'un tourbillon de matière qui vient du monde végétal et qui aboutit au monde minéral.

Ces composés, qui entrent dans notre corps sous la forme d'aliments, contiennent fort peu d'oxygène. Au contraire, les composés qui en sortent en contiennent une quantité relativement fort considérable. C'est donc à l'intérieur de nos tissus, et aux dépens de l'oxygène de l'air, que ces composés alimentaires se sont oxydés. Ce

sont ces métamorphoses chimiques et en particulier ces
oxydations considérables qui sont la source unique de
notre force, soit que cette force se manifeste par du travail musculaire, soit qu'elle produise notre chaleur organique. Il ne se passe point en nous autre chose que ce
que vous voyez tous les jours se produire dans la machine
à vapeur. La somme des actions chimiques accomplies
au sein de notre organisme représente exactement la
somme de force (travail ou chaleur) dépensée par nous,
tout comme la somme de charbon oxydé, brûlé sur la
grille de la locomotive, représente le travail qu'elle exécute et la chaleur qu'elle produit. Nous ne sommes, en
un sens, qu'une « machine à feu » comme l'on disait
jadis, mais une machine d'un jeu à la fois beaucoup plus
compliqué et beaucoup plus parfait que la machine faite
de main d'homme. Nous aussi nous ne faisons que brûler
ou oxyder des composés combustibles afin de nous
échauffer suffisamment et de produire la somme nécessaire de mouvements. Seulement, tandis que, dans la
locomotive, la combustion est intense et s'accompagne
même d'un dégagement de lumière, elle est chez nous
lente et silencieuse et ne se trahit que par des effets
moins éclatants. Mais ce n'est là qu'une différence toute
secondaire, qui n'empêche en rien l'analogie d'être exacte
et complète.

Nous venons de parler de la production de la chaleur
organique. Nous venons de dire qu'elle est le résultat
des actions chimiques et en particulier des oxydations
dont nos tissus sont incessamment le théâtre.

Quel est le degré de cette chaleur? Par quels chiffres
s'exprime-t-elle?

Votre première pensée, j'imagine, est que ce degré
est infiniment variable, que ces chiffres n'ont rien de

stable. En effet, la source de la chaleur n'est-elle point variable? Ces combustions ne sont-elles pas plus ou moins actives selon l'heure, selon le genre d'aliments, selon la capacité digestive? Et la déperdition de chaleur ne change-t-elle point avec la température du milieu extérieur? Comment donc la température du corps serait-elle toujours la même?

Elle l'est pourtant, et cette constance imperturbable n'est pas l'une des moindres merveilles de la physiologie. Prenez un thermomètre, placez-le dans votre bouche, à quelque heure du jour ou de la nuit, dans quelque saison de l'année qu'il vous plaira. Vous le verrez marquer un chiffre constant de 37 degrés et quelques dixièmes. Répétez l'expérience sur l'un de vos camarades : le résultat ne sera pas différent. On l'a répétée sous tous les climats, au pôle comme à l'équateur, par des chaleurs de $+ 40$ à $+ 50$ degrés et par des froids de $- 30$, $- 40$ degrés : jamais le résultat ne varie. Le thermomètre indique invariablement ce chiffre fatidique de 37 degrés.

A quoi tient cette constance de la température humaine au milieu de l'inconstance de toutes les conditions de milieu, d'alimentation, de travail? Nous le verrons dans de prochaines leçons, particulièrement en étudiant le rôle de la peau. Nous nous bornons aujourd'hui à vous signaler le fait en lui-même, fort remarquable, vous en conviendrez. Ainsi, quoi que vous puissiez manger, sous quelque climat que vous ayez à vivre, que vous soyez endormis et immobiles, ou que vous croyiez vous « échauffer » par un exercice violent, votre température reste stationnaire *tant que dure votre santé*. La plus légère oscillation de la colonne thermométrique indique fatalement la rupture de cet équilibre qui est la santé. Si la température s'abaisse, l'asphyxie est prochaine, les com-

bustions ralenties à l'excès ne suffiront plus à produire
la somme nécessaire de force ; l'organisme ne sera plus
en état de résister aux influences perturbatrices du milieu
extérieur. C'est le poêle qui commence à se refroidir ;
c'est la flamme de la vie qui pâlit et menace de s'é-
teindre. Si au contraire le chiffre de 37 degrés est dé-
passé, ce n'est plus l'asphyxie, c'est la *fièvre*, c'est-à-dire
un excès d'activité des combustions : le feu intérieur est
trop intense, il risque de brûler, non plus le charbon alimentaire seulement, mais la machine elle-même. Encore
quelques degrés de plus, et lorsque la colonne de mer-
cure indiquera 43 ou 44 degrés, la vie s'arrêtera brusquement. 31 degrés d'une part, 44 degrés de l'autre,
voilà les dernières bornes que ces oscillations morbides
ne peuvent franchir sans que la mort survienne.

A quoi tient, Messieurs, cette nécessité d'une température uniforme et invariable ?

Je vous en ai déjà dit un mot, au début de ce cours,
en vous parlant de la vie des cellules. Je vous ai fait entendre que cette vie n'est possible qu'entre de certaines
limites de température, et que ces limites sont précisément, pour les cellules humaines, 30 et 45 degrés. Dès
lors, vous le comprenez aisément, si l'animal ne possède
pas un moyen de se faire à lui-même sa température, sa
vie est à la merci du climat extérieur : il ne peut vivre
qu'autant que les oscillations de ce climat ne dépassent
pas les limites compatibles avec la vie, ou, comme l'on
dit, les limites physiologiques. Dès que ces limites seront
dépassées, il périra infailliblement. Il lui faut, pour se
rendre indépendant du climat, posséder un pouvoir particulier : celui de faire varier ses combustions internes,
de ralentir ou de modérer l'activité de sa propre vie, en
un mot, de faire lui-même sa chaleur. A ce prix il sera

résistant par rapport au milieu extérieur ; il pourra vivre dans toutes les saisons et sous toutes les latitudes.

C'est là, Messieurs, ce qui distingue l'animal à *sang froid* de l'animal à *sang chaud*, dénominations impropres qu'il vaudrait mieux remplacer par celles d'animal à température dépendante ou indépendante du milieu. Voyez les premiers : lézards, marmottes, etc. Tant que dure l'été, la chaleur solaire les échauffe, suffit à maintenir leurs cellules en pleine activité vitale. Mais avec les derniers beaux jours leur vie se ralentit; la pâle flamme de leurs combustions n'est plus suffisante pour subvenir aux mouvements; quelques degrés de moins, et les voilà plongés dans une sorte de mort apparente. Ils vivent cependant, mais tout juste assez pour ne pas mourir, et en quelque sorte pour conserver jusqu'au retour du soleil quelques étincelles sous la cendre. Ils s'étaient échauffés avec l'atmosphère; ils se sont refroidis avec elle. Leur vitalité s'est réduite au minimum : c'est à peine si de tout l'hiver leur cœur lance paresseusement quelques contractions, si leurs poumons aspirent insensiblement quelques bulles d'oxygène. Ce qui nous distingue d'eux, au point de vue du calorique vital, c'est donc de rester chauds au sein d'un air glacé et de rester froids au sein d'une étuve, c'est enfin de régler tout l'ensemble de nos fonctions avec une précision si merveilleuse que nous puissions, en toute circonstance, fournir à nos tissus le climat intérieur qui seul leur peut convenir.

Remarquez de quel puissant secours est le sang pour atteindre ce résultat d'égaliser la température dans toutes les parties de notre corps. La masse sanguine circule sans cesse à travers le triple réseau artériel, capillaire et veineux, baignant tous les tissus et leur communiquant sa propre chaleur. Vous connaissez l'appareil de chauffage que l'on nomme un calorifère à eau chaude, et grâce auquel une circulation continue d'eau bouillante échauffe également tous les étages, toutes les pièces d'un édifice. Notre réseau sanguin fait exactement l'office d'un calorifère de ce genre : il répartit et distribue également la chaleur à toutes les parties de l'organisme. Toutes ces parties ne sont pourtant pas dans une parfaite égalité de température. Les régions profondes, éloignées de la périphérie, moins exposées à l'action réfrigérante de l'air, sont un peu plus chaudes. D'une façon générale, les parties les plus chaudes sont celles qui sont les plus voisines du centre circulatoire. Les extrémités, les mains, la tête, les pieds, fort éloignés de ce centre et plus accessibles, en raison de leur petit volume, au refroidissement extérieur, sont les régions où la température est le moins élevée. Aussi, lorsque le froid du dehors est extrême, comme dans les hivers des contrées boréales, ce sont toujours ces parties qui sont d'abord frappées de congélation et qui risquent de se mortifier.

Ce pouvoir admirable que nous possédons de résister à l'envahissement de la température extérieure, il va sans dire qu'il a des limites, au delà desquelles il est impuissant et nous abandonne en proie au milieu qui nous entoure. Vous savez comme moi que l'on peut mourir de froid tout comme mourir de chaud. Quelles sont donc ces limites infranchissables ? Jusqu'où l'homme peut-il pousser la résistance au froid ou au chaud sans perdre la vie ? — Commençons par les limites de notre résistance au froid.

Ces limites ont été soigneusement étudiées depuis que les expéditions polaires sont devenues fréquentes, et on les connaît bien aujourd'hui.

PÉCAUT. — Anatomie.   9

On a vu, à Korengo, en Sibérie (1738) et à Iénisséi (16 janvier 1735) le thermomètre descendre à —70 degrés. Les habitants subirent impunément cette effroyable température ; un thermomètre qu'on eût placé sous l'aisselle de l'un d'eux n'aurait point cessé de marquer 37 degrés. C'est là, et de beaucoup, le plus grand froid que l'on ait vu l'homme supporter sans mourir. Mais les températures de — 30, de — 40 et même de — 45 degrés ont été fréquemment observées par les voyageurs polaires.

A ces températures le métal produit sur la peau l'effet d'un fer chauffé au rouge, et on ne peut le manier qu'avec des gants de peau épaisse. Lorsque la main nue touche le canon d'un fusil, elle s'y attache et s'y brûle, ou, si l'on préfère, elle s'y congèle profondément. La vapeur d'eau expulsée par la respiration se condense au sortir des lèvres, hérisse la barbe de paillettes de givre, ou retombe sur le sol en neige fine, avec une légère crépitation. Les forces sont considérablement diminuées; les sens n'ont plus leur acuité ordinaire : l'odorat surtout et le goût semblent émoussés. L'intelligence paraît flotter dans une sorte de lourde ivresse : les idées sont troubles, la volonté alanguie.

Cependant la vie reste régulière, intacte et le chiffre fatidique de + 37 degrés se maintient constant. Mais c'est à la condition que l'explorateur se livre à un mouvement des plus énergiques, afin d'activer par là les combustions. L'oubli de cette précaution peut être fatal. Une minute d'immobilité peut suffire pour que le froid ambiant soit victorieux dans sa lutte contre la chaleur intérieure, et pour que les liquides organiques se congèlent instantanément. Quand cette congélation ne frappe qu'une région limitée du corps, pied, nez, oreilles, on peut y ranimer la circulation et la vie par des frictions vigoureuses faites avec de la neige. Un point à noter, c'est que cette mortification n'est point accompagnée 'de douleur : quand elle frappe un voyageur, ce sont toujours ses compagnons qui aperçoivent le danger qui le menace et le changement de couleur des tissus congelés; ils se précipitent sur lui et le frictionnent à tour de bras. S'il est seul, ou que les secours viennent trop tard, la partie congelée est définitivement frappée de mort, se gangrène et tombe. Il est évident que, si c'est le corps entier qui se refroidit ainsi, le résultat est immédiatement fatal. Cette absence de symptômes douloureux rend l'immobilité extrêmement perfide. On est aisément porté à s'abandonner à cette torpeur douce qui ressemble au sommeil de l'ivresse, et qui n'est que le prélude de la mort.

Mais l'exercice, si violent qu'il puisse être, n'accroît l'intensité des combustions que si l'on prend soin d'introduire, par l'alimentation, un combustible de première qualité, susceptible de dégager en brûlant une forte quantité de chaleur. Aussi voit-on l'huile, le lard, le beurre et les alcools prendre une place énorme dans l'alimentation. Tandis que l'Arabe ou l'Hindou, déjà suffisamment échauffé par l'atmosphère, se nourrit d'une poignée de riz, l'Esquimau boit à longs traits l'huile de phoque et le navigateur européen est contraint de l'imiter [1]. Une fois le poêle vital bourré de charbon, l'exercice joue le rôle du soufflet de la forge : il active le tirage et précipite la combustion.

Messieurs, la résistance de la machine humaine à la chaleur est au moins aussi considérable, comme vous

---

1. Pour plus de détails sur cette question de l'appropriation de la nourriture au climat, voyez notre *Cours d'hygiène*, leçon II et *passim*.

allez voir. Mais il faut faire ici une distinction capitale entre la chaleur sèche et la chaleur d'un air saturé de vapeur d'eau. Le principal ressort de notre résistance à la chaleur, c'est, comme nous le verrons plus loin, la sueur et l'évaporation de cette sueur à la surface du corps. Or cette évaporation est d'autant plus rapide, que le milieu ambiant est plus sec. Dès lors vous comprenez que la résistance à la chaleur est d'autant plus aisée que le milieu est plus sec et l'évaporation de la sueur plus rapide.

Dans l'air parfaitement sec, l'homme peut impunément supporter une température extrêmement élevée. Le docteur Tillet, membre de l'Académie des sciences, observa, en 1760, trois jeunes servantes employées au service d'un four banal à Larouchefoucaud (Angoumois), qui séjournaient parfois jusqu'à dix minutes à l'intérieur du four chauffé à une température de 132 degrés et même de 138 degrés centigrades. En 1811, tout Paris assista aux expériences de « l'homme incombustible », qui entrait dans un four à boulanger et y restait assez longtemps pour en rapporter de la viande et des pommes parfaitement cuites.

Des savants notables répétèrent bientôt sur eux-mêmes ces expériences en y apportant une précision absolue d'observation. Banks, médecin anglais, entra dans une étuve sèche, où il subit pendant huit minutes une chaleur de 128 degrés, et pendant douze minutes une chaleur de 110 degrés. Pendant tout ce temps, un thermomètre placé sous la langue de l'expérimentateur, se maintenait imperturbablement entre 37 et 38 degrés.

Deux observateurs français, Delaroche et Berger, eurent l'idée de placer dans une étuve sèche une grenouille vivante, un alcarraza plein d'eau et une éponge mouillée.

L'éponge et l'alcarraza avaient été préalablement chauffés à 39 degrés environ ; quant à la température de la grenouille, elle était de 21 degrés. On porta alors la température de l'étuve à 61 degrés. Au bout d'un quart d'heure on put constater que la carafe, l'éponge et l'animal avaient pris tous trois la même température de 37 degrés ; ils la gardèrent pendant les deux heures que se prolongea l'expérience. Ainsi le vase et l'éponge avaient perdu deux à trois degrés, et la grenouille en avait au contraire gagné une quinzaine, de façon à arriver tous trois à ce chiffre de 37 degrés, chiffre auquel la rapidité de l'évaporation était suffisante pour les y maintenir indéfiniment.

Dans l'air humide, la résistance est infiniment plus faible. Delaroche et Berger ne purent se maintenir que huit minutes dans une étuve chauffée à 52 degrés.

Elle est moindre encore dans l'eau chaude. Lemonnier ne put rester plus de six minutes dans un bain chauffé à 44 degrés. Encore éprouva-t-il des symptômes menaçants de congestion.

Dans cette lutte entre l'évaporation cutanée de l'homme et la chaleur extérieure, si la limite extrême de la résistance de l'organisme vient à être franchie, la mort est foudroyante. On connaît aujourd'hui le mécanisme de ce genre de mort. Elle se produit lorsque la température du sang atteint le chiffre de $+ 45$ degrés. A ce chiffre, la fibrine des muscles, et en particulier du cœur, se coagule subitement, et l'arrêt du cœur entraîne immédiatement la mort.

Nous n'en avons pas fini, Messieurs, avec la nutrition. Nous aurons à nous en occuper encore dans la leçon prochaine, et en particulier à déterminer les chiffres qui en expriment les oscillations. Je me borne, en terminant aujourd'hui cette étude de la chaleur, à vous signaler le rapport d'étroite dépendance qui nous lie au reste du monde solaire. Cette chaleur, cette force, qui est comme le ressort de notre vie et de tous nos actes, c'est au règne végétal que nous l'empruntons, soit directement, soit par l'intermédiaire de l'alimentation carnivore. Or les végétaux eux-mêmes ne l'ont acquise qu'en emmagasinant dans leurs tissus la lumière et la chaleur solaire. C'est la force solaire, chaleur ou lumière, qui entretient l'organisation et la vie du tissu végétal. C'est elle ensuite qui est mise en liberté, lorsque l'oxygène attaque en nous les éléments de ces tissus, c'est elle qui devient nôtre alors et fournit à toutes les manifestations de notre vie.

Ainsi, pour emprunter les paroles d'un grand physiologiste contemporain, « toute force animale vient du soleil, et la partie dynamique comme la partie matérielle de la vie animale ne peuvent être entretenues que par l'incessante activité du végétal, fabricant, avec les rayons du soleil, la matière alimentaire, tout imprégnée de forces cachées ».

LEÇON XI

(Résumé)

Le bilan vital.

Sommaire : Pertes de l'organisme. Réparation des pertes. Ration physiologique. Bilan vital.

Pertes de l'organisme. — Si l'on place un homme sur le plateau d'une balance très sensible et que l'on établisse exactement l'équilibre avec une tare, on ne tarde pas à voir cet équilibre se rompre et le plateau s'élever d'heure en heure d'un mouvement régulier. Ce mouvement d'ascension augmente de vitesse pour peu que le sujet en expérience se livre à un travail quelconque alors même que ce travail est fort léger : c'est ainsi que le plateau s'élève plus rapidement dès que l'homme lit à haute voix. — Les poids qu'il faut ajouter sans cesse pour rétablir l'horizontalité du fléau représentent exactement le poids des éléments perdus par l'organisme de cet homme. Il est donc possible de déterminer assez exactement la quantité moyenne des pertes subies par l'organisme. On arrive par le calcul aux évaluations qui suivent :

Un homme de poids moyen (soit 65 kilogrammes) perd par vingt-quatre heures 3500 grammes de son poids.

Sur ces 3500 grammes, l'*eau* seule figure pour 2600 grammes. Elle est expulsée par diverses voies : par les poumons (évaporation pulmonaire), par la peau (sueur), par les reins (urine) et par les matières fécales. Voici le tableau comparatif de l'élimination de l'eau par ces voies différentes :

CHIFFRES DE LA PERTE AQUEUSE PAR 24 H.

Voies d'élimination	Poumons.............	320 gr.
	Reins...............	1500
	Peau................	650
	Matières fécales........	130
	Total.............	2 600

Le reste des déperditions organiques est de 3500 — 2600, soit de 900 grammes. Parmi ces dernières, les deux chiffres vraiment importants sont celui de la perte en *carbone*, soit 250 grammes, et celui de la perte en *azote*, qui oscille entre 15 et 25 grammes.

Pour ce qui est du carbone, la presque totalité des 250 grammes est éliminée sous la forme d'acide carbonique. Nous exhalons environ 944 litres d'acide carbonique par vingt-quatre heures.

Quant à l'azote, sa principale forme d'élimination est l'*urée*. Sur 20 grammes d'azote, 17 grammes sont employés à former l'urée. L'urée ($C^2 H^4 Az^2 O^2$) provient de deux sources : 1° de la destruction des aliments azotés ; 2° de la destruction, de l'usure de nos tissus eux-mêmes. C'est un corps éminemment cristalloïde, ce qui lui permet de s'échapper par diverses voies (voyez, dans la précédente leçon, l'osmose et la dialyse). Mais c'est surtout par l'urine qu'elle se sépare de l'organisme. La quantité d'urée éliminée varie naturellement en raison de la proportion des aliments azotés dans le régime et en raison de l'usure des tissus. Elle s'abaisse à 12 ou 15 grammes lorsqu'on ne fait usage que d'aliments végétaux. Ces 12 ou 15 grammes proviennent donc exclusivement de l'usure de nos tissus ; ils représentent environ 8 grammes d'azote. Il faut de toute nécessité recouvrer *au moins* ces 8 grammes par l'alimentation, si l'on veut réparer la machine organique au fur et à mesure qu'elle se détruit. Supposé que le régime ne comprît aucun aliment susceptible de fournir de l'azote, l'organisme n'en continuerait pas moins à perdre régulièrement ces 8 grammes d'azote par vingt-quatre heures. Il les perdrait alors même que toute espèce d'alimentation serait suspendue : il les perdrait jusqu'à la mort par inanition.

Réparation des pertes organiques. — Négligeons la perte aqueuse. Il reste qu'il faut trouver dans l'alimentation ces deux quantités capitales : 350 grammes de *carbone* et 20 grammes d'*azote*.

Il est évident que l'on ne puisera le carbone que dans les composés carbonés et l'azote que dans les albuminoïdes. Mais les composés carbonés et les albuminoïdes peuvent être d'origine végétale comme d'origine animale. Dans quel règne de la nature convient-il de les prendre les uns et les autres ?

On peut, *à la rigueur*, trouver carbone et azote dans une alimentation exclusivement végétale, puique le végétal renferme à la fois de l'albumine, des graisses et des fécules. C'est là d'ailleurs que les puisent les herbivores, parmi lesquels figurent les plus grands et les plus puissants des animaux. Mais l'homme ne pourrait pas sans danger se réduire à ce régime exclusif. En effet, si l'on prend le pain pour type de l'aliment végétal, le calcul démontre que pour y trouver les 20 grammes d'azote indispensables, il en faudrait manger par jour près de 2 kilogrammes. Or, sans parler de la difficulté que présenterait la digestion d'une semblable masse, il suffit de remarquer que ces 2 kilogrammes fourniraient à l'organisme 500 grammes de carbone, alors qu'il n'en a perdu que 250 grammes. Il y aurait donc absorption d'un excédent inutile de 250 grammes de carbone, dont l'organime ne pourrait se débarrasser qu'en les brûlant ; cet excès de combustion produirait un excès de chaleur lequel à son tour demanderait, pour être compensé, un surcroît d'évaporation par la peau et par les poumons : bref le résultat total serait un énorme accroissement des dépenses organiques. — Conclusion : il est nécessaire . d'employer l'aliment azoté animal, viandes, œufs, lait, etc., etc.

Inversement, il semble à la rigueur possible de s'en tenir à la viande seule. Mais le calcul démontre que pour recouvrer les 250 grammes de carbone, il faudrait absorber plus de 2 kilogrammes de viande. Or, non seulement la digestion d'un tel poids de viande serait impossible, ou tout au moins très dangereuse, mais ces 2 kilogrammes ne donneraient pas moins de 70 grammes d'azote, soit 50 grammes de plus que n'en réclame l'organisme. Cet excès d'azote constituerait un péril extrêmement grave, comme on le verra plus loin. — Conclusion : il est nécessaire d'employer l'aliment végétal ou les graisses, concurremment au régime albuminoïde.

Ainsi l'étude des phénomènes physiologiques justifie l'adoption universelle d'une alimentation mixte, dans laquelle les substances animales, très azotées, sont toujours mélangées avec des substances riches en carbone, fécules, sucres, graisses. Cette combinaison est celle qui permet à l'organisme de se ravitailler d'azote et de carbone à moins de frais et au prix de la moindre fatigue digestive.

Ration physiologique. — L'expérience, la tradition,

les usages établissent assez exactement les quantités d'aliments divers qui doivent suffire aux dépenses de la vie. L'instinct naturel, sous la forme de l'appétit, serait d'ailleurs un guide sûr, si on l'écoutait docilement. Cependant il peut être utile de déterminer avec rigueur ces quantités. Voici les chiffres compatibles avec une dépense modérée, évaluée à 250 grammes de carbone et à 15 grammes d'azote.

Pour combler ce déficit, il suffira de prendre du pain et de la viande, dans la proportion de 800 grammes de pain et de 200 grammes de viande (Paul Bert). Les 800 grammes de pain contiennent 240 grammes de carbone et 9 grammes d'azote, et les 200 grammes de viande renferment 10 grammes de carbone et 6 grammes d'azote, soit au total 250 grammes de carbone et 15 grammes d'azote. Ces chiffres déterminent avec une précision absolue la *ration physiologique*, à condition, bien entendu, que les dépenses n'aient pas excédé l'évaluation moyenne.

Mais, dans la pratique journalière, le régime n'atteint jamais cette simplicité théorique. Ainsi la viande la plus maigre n'est jamais exempte d'une certaine quantité de graisse déposée entre les fibres musculaires ; elle est en outre le plus souvent préparée avec des corps gras, huile, beurre ou saindoux. Cette petite quantité de graisses, en raison de sa richesse en carbone, diminue grandement la quantité de pain nécessaire. Une autre diminution provient de l'ingestion du vin, ou de toute liqueur fermentée, laquelle fournit aussi du carbone, grâce à l'alcool et au sucre qu'elle renferme. En tout cas les 200 grammes de viande (ou tout au moins la quantité d'azote qu'ils renferment) restent d'une stricte nécessité. (Insister sur cette nécessité de l'aliment azoté, particulièrement dans l'alimentation des travailleurs.)

Bilan vital. — Les calculs précédents n'expriment que des moyennes. Les besoins alimentaires varient suivant les dépenses. Ces dépenses elles-mêmes varient :

(a) *Suivant la température extérieure.* — Lorsque la température extérieure est voisine de 37 degrés(c'est-à-dire de notre chiffre thermique normal), les combustions n'ont pas besoin d'atteindre une très grande activité pour maintenir l'équilibre de la température organique. Aussi l'alimentation devient-elle alors beaucoup moins réparatrice : il lui suffit de peu de carbone, de peu d'azote. Lorsqu'au contraire le milieu extérieur est froid, les combustions ont à déployer une énergie proportionnelle à l'abaissement de la température et l'alimentation doit leur fournir le combustible nécessaire. Le régime de l'Hindou est presque exclusivement végétal : celui du Groenlandais est presque exclusivement gras.

(b) *Suivant la taille.* — Ceci s'explique en vertu des lois qui régissent le refroidissement des corps par rayonnement. Toutes choses égales d'ailleurs, plus grand est le volume d'un corps, plus lent sera le refroidissement de ce corps dans le milieu ambiant. D'où il suit que plus grande est la taille d'un animal, et mieux cet animal conserve sa chaleur organique et lutte contre l'influence du froid extérieur. On conçoit, dès lors, la nécessité de protéger soigneusement le nouveau-né contre cette influence, de le couvrir chaudement : son volume, relativement très petit, l'expose à un refroidissement d'une extrême rapidité. On conçoit également la nécessité, pour l'enfant, de consommer une quantité d'aliments relativement bien plus considérable que ne le fait l'adulte : il doit faire face à une déperdition de chaleur beaucoup plus active.

(c) *Suivant le travail.* — L'exercice musculaire est la cause d'une double augmentation des dépenses orga-

niques. D'abord, par cela seul qu'un mouvement est une
dépense de force, c'est aussi une dépense de chaleur. La
machine vivante est ici de tous points comparable à la
machine à feu : dans l'une comme dans l'autre, la combustion est la source unique de la force dépensée. Ainsi
l'exercice musculaire nécessite des combustions plus
actives, et par conséquent augmente la consommation
du carbone. Mais ce n'est pas tout : l'instrument même du
travail, le muscle, s'use par le seul fait qu'il fonctionne ;
cela revient à dire que l'exercice amène un surcroît de
dépense d'azote. — Plus donc l'homme travaille de ses
muscles, plus riche devra être son régime. L'ouvrier
devra prendre soin de choisir ses aliments parmi les plus
réparateurs et de les absorber en quantités considérables.
L'homme de bureau, l'oisif, restreindront au contraire
leur ravitaillement alimentaire. — Toutefois il importe
de remarquer qu'un travail cérébral intense appauvrit l'organisme, sinon autant que le fait l'exercice musculaire,
du moins en notable proportion : l'usure de la substance
nerveuse doit être prise en considération et réparée, tout
aussi bien que l'usure musculaire. Ce serait une grave erreur d'assimiler l'homme qui travaille de la tête à l'homme
oisif : l'un dépense, l'autre ne dépense pas, ou dépense
peu. Tout individu dont le cerveau travaille activement
doit surveiller avec le plus grand soin la réparation de
ses pertes en azote, tout en évitant de surcharger son
estomac.

Ainsi envisagée, la nutrition fournit donc les éléments
d'un budget véritable, qui, à l'état normal, se doit toujours solder par l'exacte compensation du doit et de l'avoir,
des recettes et des dépenses. Point de déficit, point d'excédent, voilà l'équilibre idéal, que l'on réalise trop rarement, mais qu'il faut cependant toujours s'efforcer de

réaliser, si l'on tient à assurer le jeu régulier et parfait de la machine humaine et à lui ménager une longue durée.

Point de déficit, disons-nous. Que le déficit organique soit chose funeste, on l'a vu plus haut. Si l'alimentation ne fournit pas les matériaux nécessaires, c'est d'abord aux dépens des réserves proganiques et plus tard aux dépens des tissus eux-mêmes, que s'accompliront tous les phénomènes vitaux, en sorte que la substance vivante ira diminuant de jour en jour. — Lorsque le déficit quotidien est très peu considérable, la décadence organique est très lente, à peine sensible. Un amaigrissement constant, la décroissance des forces en sont les premiers symptômes, qui passe souvent inaperçus. Mais bientôt surviennent des troubles mieux définis, et l'on voit s'installer silencieusement une des grandes maladies chroniques, au premier rang desquelles il faut placer la phtisie, ou bien l'on assiste à l'explosion subite de quelque empoisonnement aigu, la fièvre typhoïde par exemple. L'affaiblissement de la vitalité a livré l'organisme au principe morbide, qui l'a envahi avec une rapidité variable et ne s'est révélé que lorsqu'il était trop tard. — Au contraire, lorsque le déficit est énorme d'emblée, lorsque, par exemple, l'alimentation tout entière vient à être suspendue, la flamme de la vie pâlit brusquement et s'éteint au bout d'un temps fort court. Le résultat immédiat de *l'inanition* est la perte graduelle du poids, le refroidissement progressif et la mort. La mort survient par les progrès mêmes du refroidissement, par l'abaissement et finalement par l'extinction des combustions organiques.

Cela étant, on conçoit qu'elle tarde d'autant plus à survenir que les réserves graisseuses sont plus considérables et peuvent alimenter plus longtemps le foyer vital [1]. On conçoit également que plus l'animal est de petite taille et perd davantage sa chaleur par le rayonnement, plus rapide est l'issue fatale. Un oiseau meurt en deux jours, un homme adulte en huit à dix jours. Les animaux à sang froid, dont l'existence est compatible avec un ralentissement extrême des combustions, résistent bien davantage : des crapauds peuvent vivre plusieurs années sans prendre la moindre nourriture, à la condition qu'on entretienne autour d'eux une température suffisamment élevée.

Si le déficit est funeste, l'excédent des recettes n'est point sans danger. — L'excédent de carbone se traduit par l'*engraissement*, c'est-à-dire par la mise en réserve, sous forme de gouttelettes graisseuses, des matériaux combustibles dont l'organisme n'a pu trouver l'emploi. Réduit à de très petites proportions, l'engraissement est plutôt une garantie de sécurité qu'un péril : vienne une dépense imprévue et considérable, une maladie par exemple, et ces économies permettront à la nature de faire face aux mauvais jours, et d'entretenir la combustion sans entamer les tissus vivants. Mais au delà de ces limites étroites, l'accumulation de carbone est malfaisante : la graisse finit par envahir les éléments anatomiques, les cellules musculaires surtout, et par les détruire ; les tissus dégénèrent et subissent la mort graisseuse, au grand détriment de toutes les fonctions. — L'excédent d'azote est plus dangereux encore. Il ne peut s'éliminer complètement sous la forme d'urée. Il forme un composé moins oxydé, l'*acide urique*, qui séjourne dans les tissus

1. Un cochon gras, enseveli sous les ruines d'une maison de Lisbonne, pendant le tremblement de terre qui détruisit cette ville, fut retrouvé vivant *vingt-sept jours* après la catastrophe. L'animal était réduit à l'état de squelette : il avait brûlé sa graisse pour vivre.

et y cause de graves désordres. La *goutte* n'est point autre chose que la formation, dans les articulations, de dépôts d'acide urique ; et la *gravelle* ou la *pierre* est le plus souvent causée par le dépôt de ce même corps dans la vessie, sous forme de calculs plus ou moins volumineux. Ce sont là des maladies propres aux organismes trop riches, trop libéralement alimentés de nourriture animale et trop sevrés d'exercice physique. Il est presque sans exemple qu'elles frappent un pauvre diable, et on ne les voit que bien rarement dans les hôpitaux.

LEÇON XII

(Résumé)

Les sécrétions. La peau.

Sommaire : Sécrétions. Tissu épithélial. Glandes en particulier : glandes digestives, glandes lacrymales et larmes, glandes mammaires et lait, reins et urine. — La peau : structure de la peau, productions de la peau, fonctions de la peau.

Sécrétions. Tissu épithélial. — On a vu, dans les leçons qui précèdent, l'organisme vivant emprunter au milieu extérieur les matériaux de la nutrition; on a vu ces matériaux pénétrer dans le tube digestif, y subir certaines transformations et passer dans le torrent sanguin, qui les charrie et les distribue à tous les tissus. Enfin on a vu comment chacun de ces tissus y puise au passage de quoi renouveler sa propre substance, l'os y puisant des sels calcaires, de la gélatine, le muscle s'y approvisionnant d'albumine, de créatine, le tissu nerveux y prenant de la sérine, de la myéline, de la peptone, etc., etc.

Toutefois il est un tissu particulier qui ne se borne pas à s'emparer des matériaux nécessaires à son entretien, mais qui, en outre, puise dans le sang de quoi fabriquer certaines substances nécessaires à l'organisme. Ce tissu, c'est le tissu *glandulaire*. Les *glandes* sont des organes qui confectionnent, aux dépens du sang, certains produits liquides ou demi-liquides, appelés *sécrétions*, et qui déversent ensuite ces produits soit à la surface extérieure du corps, soit dans les cavités internes. Telles sont les *glandes du tube digestif*, sécrétant les sucs de la digestion; telles sont les *glandes mammaires*, qui donnent le lait, les *glandes sudoripares*, qui fabriquent la sueur, etc.

Le tissu qui constitue ces glandes se nomme le *tissu épithélial* : il est formé de cellules presque toujours rondes, parfois prismatiques, souvent polyédriques, molles, et munies d'un noyau. Ces cellules, sous des formes variables, ne constituent pas seulement les glandes de l'organisme. Elles forment aussi le revêtement extérieur du corps (peau), et son revêtement intérieur (muqueuses digestive, respiratoire, etc.) ; elles tapissent aussi la paroi interne des vaisseaux sanguins et lymphatiques. En un mot, tantôt le tissu épithélial s'agglomère en masses épaisses pour former les glandes, tantôt il s'amincit et s'étale en membranes pour recouvrir les organes. Mais dans l'un comme dans l'autre cas, son rôle reste le même et peut se résumer ainsi : *le tissu épithélial préside aux échanges entre le milieu vivant et le milieu extérieur.*

Tantôt cet échange a lieu de dehors en dedans, et alors il se nomme *absorption;* c'est le cas de la muqueuse digestive. Tantôt il a lieu de dedans en dehors, et alors il constitue, suivant qu'il s'agit de gaz ou de liquides, l'*exhalation* ou la *sécrétion*. L'épithélium de la peau, celui de la muqueuse pulmonaire sont le siège d'un phénomène d'exhalation ; l'épithélium des glandes a pour fonction la sécrétion.

Ces échanges si intéressants s'opèrent en vertu des lois de l'endosmose et de l'exosmose, qui régissent les réactions des substances vivantes comme elles gouvernent les réactions des corps bruts. Mais ils ne sont nullement *fatals*, comme ils le sont dans le monde inorganisé. Ils s'opèrent en vertu d'un choix déterminé et ce choix varie avec l'organe que l'on considère. C'est cette liberté d'action, cette détermination spéciale, qui constitue la spécialité fonctionnelle et qui donne à chaque organe son rôle propre, *vital*, bien que ce rôle ne soit que l'application rigoureuse d'une loi de physique ou de chimie.

(C'est ici le lieu, pour le maître, de prendre texte de ces phénomènes d'échange pour donner à ses élèves une idée générale de la nature du phénomène vital. Pour ce faire, il développera, en termes simples, brefs et clairs, les considérations que voici :

« Les phénomènes de la vie apparaissent à première vue comme se divisant en deux catégories : les uns superficiels, pour ainsi dire, et qui frappent d'abord le regard, appartiennent évidemment à la physique et à la chimie, c'est-à-dire en dernière analyse à la mécanique et ne diffèrent en rien de ceux que présentent les corps bruts. Par exemple, la respiration et la production de la chaleur organique sont identiques aux combustions de nos foyers. Les autres, au contraire, plus intimes, plus mystérieux, semblent être d'un ordre spécial, étranger aux lois physico-chimiques. C'est là une illusion. Cette distinction n'est qu'apparente. Une observation plus attentive, une vue plus profonde de la vie nous révèle que l'empire de ces lois est aussi absolu dans le domaine de la physiologie que dans le monde inorganique : dans tout être vivant, tout phénomène est un phénomène de mécanique. Mais un trait distingue pourtant le monde de la vie : c'est que ces phénomènes, identiques à ceux que présentent les corps inorganiques, sont ici amenés, provoqués et dirigés par un principe et une direction spéciale et mystérieuse. « Le corps, a dit excellemment M. Paul Bert, est la cornue du chimiste ; mais la vie est ce chimiste même qui prépare les conditions des phénomènes. » Il importe de bien comprendre que cette direction cachée est le propre de la vie, quoiqu'elle ne se révèle qu'à travers les lois de la mécanique générale. »

Glandes en particulier. — *Glandes digestives.* — Nous avons déjà décrit (voy. leçon IV) ces importants appareils, glandes salivaires, gastriques, intestinales, foie, pancréas, et nous avons étudié les propriétés de leurs produits. Nous n'avons pas à y revenir ici.

Glandes lacrymales. — Les *larmes* sont sécrétées par une glande située à la partie supérieure de l'angle externe de l'œil ; elles descendent, en vertu de la pesanteur, sur le globe de l'œil, et sont étalées sur ce globe par le mouvement des paupières. Le clignement de l'œil, qui se produit spontanément d'intervalle en intervalle, est destiné à étendre cette couche liquide sur la surface de l'œil, de façon à empêcher la dessiccation de cette surface et à la maintenir humide et transparente. Le premier effet de la paralysie des paupières est l'inflammation de l'œil par défaut d'étalement des larmes. Les larmes s'évaporent en partie, mais il en reste toujours un léger excès qui s'accumule dans l'angle interne du nez, et y forme le *lac lacrymal* : dans le fond de ce lac s'ouvrent deux canaux déliés qui se rendent dans le nez, et par lesquels s'écoule le surplus des larmes. Cette sécrétion, comme chacun sait, peut s'exagérer sous diverses influences morales (pleurs), ou par suite d'inflammations (rhumes, coups d'air) : dans ces cas, les larmes en excès débordent et coulent le long des joues. Ce liquide contient environ 15 pour 100 de sels, dont 6 de chlorure de sodium, qui lui donnent une forte saveur salée.

Glandes mammaires et lait. — La glande mammaire est formée d'une multitude de petites glandes dont les conduits se réunissent les uns aux autres de manière à figurer les ramifications d'une grappe, et viennent déboucher, au nombre de quinze à vingt, à la surface du mamelon. Cette glande existe chez l'homme, mais à l'état rudimentaire et sans donner lieu à la production du lait. Le *lait* est un liquide blanc, opaque, de saveur sucrée ; la quantité de ce liquide sécrétée par vingt-quatre heures varie selon les femmes, mais on peut l'évaluer en moyenne à 1^{lit},300.

Le lait renferme 12 pour 100 d'éléments solides. Ce sont d'abord environ 1^{gr},5 de *sels* sodiques et calciques, 2 grammes de *graisse* ou *beurre* [1], puis 3 grammes de *caséine*, matière albuminoïde qui se coagule sous l'influence du suc gastrique (fabrication des fromages à l'aide de la *présure*), et enfin 4 grammes de *sucre de lait*, qui est l'élément dominant. Telle est la composition du lait de femme. Dans le lait de vache, c'est au contraire la graisse qui prédomine, d'où une certaine indigestibilité qui rend nécessaire de l'étendre d'eau pour allaiter artificiellement les enfants.

Reins et urine. — Le carbone introduit par l'alimentation disparaît par la peau et par les poumons sous la forme d'acide carbonique. Mais l'azote, après qu'il a servi à l'entretien ou au fonctionnement de nos organes, s'élimine par l'urine, sous forme de composés hydrogénés, dont le principal est l'urée. Les *reins* sont donc préposés à l'élimination des résidus azotés : leur sécrétion est destinée à entraîner ces résidus au dehors, à en débarrasser l'organisme. Aussi porte-t-elle le nom d'*excrétion*, et les reins le nom de *glandes excrétantes*. Les reins (vulgairement appelés *rognons*) sont au nombre de

---

1. Ces matières grasses sont à l'état de fins globules sphériques, protégés par une mince enveloppe d'albumine. Par le repos, ils surnagent et viennent former à la surface du lait cette couche opaque et grasse appelée *crème*. Lorsque l'on bat violemment la crème, les enveloppes des globulins se déchirent, et la matière grasse s'en échappe pour se rassembler en une masse compacte, qui est le *beurre*

deux, situés de chaque côté de la colonne vertébrale, derrière l'estomac. Ils sont formés, comme la mamelle, d'une foule de petites glandes sphériques, dont les conduits viennent à une sorte de réservoir central, appelé *bassinet*. De chacun des deux bassinets part un canal, l'*uretère*, qui descend verticalement le long de l'épine dorsale et va s'ouvrir dans la *vessie*. La *vessie* est un vaste réservoir situé dans le bas-ventre, et destiné à recueillir l'urine à mesure que ce liquide s'écoule goutte à goutte par les uretères.

L'*urine* renferme une très grande quantité d'eau, car c'est par l'urine que s'éliminent les boissons absorbées par la digestion et introduites dans le sang. Aussi est-elle plus abondante quand ces boissons sont prises en excès, ou lorsque l'humidité de l'air entrave le dégagement de vapeur d'eau par la peau ou par le poumon. Ce dernier point est important : il signifie que la peau et le rein sont plus spécialement chargés d'éliminer l'eau contenue dans le sang, et que lorsque l'un de ces organes ralentit ses fonctions, l'autre doit redoubler d'activité [1].

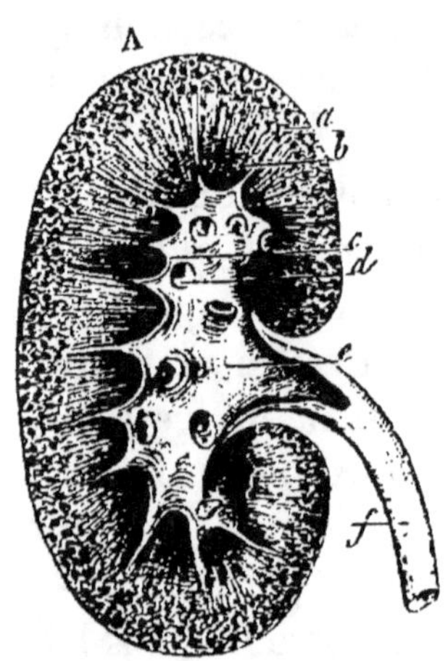

FIG. 35. — Coupe du rein : A, *tissu glandulaire;* c, *bassinet;* f, *uretère.*

Outre l'*urée*, on trouve dans l'urine un autre résidu azoté, l'acide *urique*, dont l'accumulation excessive dans les tissus constitue la maladie appelée la *goutte :* la proportion de cet acide augmente dans la fièvre, en raison

______

1. La peau, disait un physiologiste célèbre, est le vicaire du rein.

de l'activité exagérée des combustions; de là l'urine dite fébrile, qui laisse un dépôt rouge d'urate de soude dans le vase. Lorsque le foie malade fabrique du sucre en excès, l'organisme s'efforce de s'en débarrasser par l'urine : l'apparition de ce produit dans l'urine constitue le *diabète sucré*. On a vu (leçon IX) que l'acide urique peut se déposer dans la vessie en fins graviers (gravelles) ou en *calculs* plus volumineux; d'autres produits, notamment des phosphates, peuvent aussi se précipiter, soit dans le rein, soit dans la vessie, et y former des *pierres* plus ou moins grosses. Le cheminement de ces pierres à travers l'uretère donne lieu aux atroces douleurs de la *colique néphrétique*. Une fois tombé dans la vessie, le calcul, s'il est très volumineux, ne peut plus sortir que broyé par des instruments ou à travers une vaste incision (opération de la *taille*).

La peau. — La *peau* est une membrane épaisse, souple, lisse, qui revêt exactement le corps, en moule tous les contours, et se continue directement avec les muqueuses en tous les points où viennent s'ouvrir à l'extérieur les cavités organiques. Elle adhère aux tissus sous-jacents par des liens fibreux très résistants, mais assez lâches pour lui laisser une mobilité relative, sauf en quelques points, tels que la plante des pieds, la paume des mains.

Structure de la peau. — La peau est constituée, comme les membranes muqueuses, par une trame fibreuse, disposée en couche épaisse, et qui soutient une couche superficielle de tissu épithélial. Dans la peau, comme dans les muqueuses, l'élément fibreux n'est que la charpente, l'élément épithélial forme le véritable tissu constituant. Ainsi la peau et les muqueuses, sous le rapport de la structure, ne forment qu'une seule et unique membrane, partout continue à elle-même, qui, après avoir habillé la surface extérieure du corps, se replie, pénètre par les orifices dans l'intérieur des cavités orga-

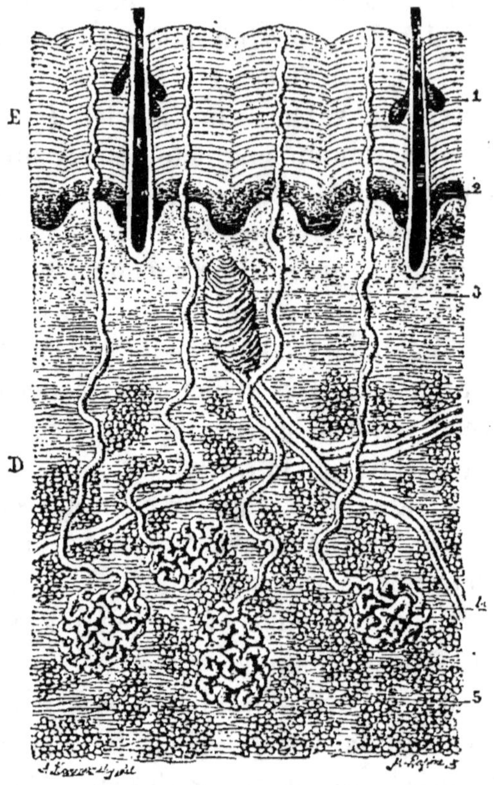

FIG. 36. — Coupe de la peau : E, *épiderme* ; 4, *glandes sudoripares* ; D, *derme* ; 1, *poil*.

niques et en tapisse les parois. La couche profonde, fibreuse de la peau, se nomme le *derme* ; elle est destinée à supporter la couche superficielle, épithéliale, qui se nomme l'*épiderme*, et aussi à loger les vaisseaux sanguins de la peau, ses nerfs et ses glandes. La surface extérieure du derme n'est pas lisse : elle est hérissée de petites saillies ou *papilles*, qui sont recouvertes et comme coiffées par l'épiderme. Ces papilles, sur lesquelles nous reviendrons plus loin, renferment chacune un nerf sensitif, et sont le véritable organe du tact; aussi plus elles sont nombreuses et finement recouvertes d'épiderme, plus le toucher est exquis : c'est le cas des papilles du bout des doigts, des lèvres, de la langue, etc.

Les cellules épithéliales qui forment l'épiderme ne sont point partout identiques. Dans les parties profondes, elles sont molles et vivantes; mais à la surface elles sont mortes, sèches, plates, et forment un revêtement corné.

A mesure que ces cellules de la surface s'écaillent et tombent, elles sont remplacées par de nouveaux cadavres de cellules. L'épaisseur de cette couche morte varie selon les régions. Elle est plus grande dans les points exposés à des contacts rudes et fréquents (plante des pieds, paume des mains; durillons, cal des religieuses situé aux genoux, des .cochers situé au pouce et au médius, etc.). Les *cors* ne sont autre chose qu'un épaississement très localisé de l'épiderme. Ce sont les cellules vivantes de la couche profonde qui donnent lieu aux *cancers :* le cancer est le plus souvent le résultat de la formation exagérée de cellules épithéliales, qui s'entassent, envahissent les tissus voisins, les ulcèrent et les dévorent.

Un fragment de peau vivante, appliqué sur la surface d'une plaie, y adhère, y prend racine, y vit et s'y développe : c'est la *greffe épidermique*, employée pour activer la réparation des plaies.

Productions de la peau. — La peau est partout couverte de *poils* plus ou moins longs, sauf à la plante des pieds et à la paume des mains. Un poil est une production de la peau ; il prend naissance dans le derme, au fond d'une petite cavité, et est uniquement constitué par des cellules épithéliales qui se sont allongées au lieu de s'aplatir. Quand on l'arrache, il repousse, parce que la petite cavité du derme le régénère[1].

A la racine de chaque poil s'ouvre une petite glande, dite *glande sébacée*, qui sécrète une matière huileuse, destinée à lubréfier et à assouplir le poil ; cette huile déborde aussi sur la peau, qu'elle rend imperméable, à l'exception des endroits où le contact des objets étrangers a dépouillé l'épiderme de ce vernis graisseux (paume et plante)[2].

L'*ongle*, comme le poil, est une production de la peau : il est formé de cellules épithéliales qui se sont aplaties en forme de lame courbe, et il est incessamment régénéré par le lit d'épiderme sur lequel repose sa base.

Fonctions de la peau. — La peau exerce trois fonctions bien distinctes :

(a) Elle est le siège de phénomènes d'échanges gazeux qui constituent la *respiration cutanée*. Elle absorbe de l'oxygène et exhale de l'acide carbonique et de la vapeur d'eau, tout comme le poumon. Une grenouille à qui l'on a arraché les poumons n'en continue pas moins à vivre grâce à la respiration qui s'effectue par sa peau. Un animal enduit de goudron périt d'asphyxie, bien qu'il puisse respirer par le poumon.

(b) La peau est l'*organe du tact*. Nous reviendrons sur

---

1. Les cheveux, la barbe ne sont que des poils d'une longueur plus considérable. Les crins du cheval, la laine des moutons, la soie du sanglier, les piquants du porc-épic, les plumes des oiseaux, les écailles des tortues ne sont que des poils modifiés dans leur forme ou dans leur structure.

2. Voilà pourquoi dans ces régions l'épiderme, après un bain prolongé, s'est imbibé d'eau et apparaît gonflé et boursouflé.

ce rôle spécial quand nous étudierons les organes des sens (voy. leçon XV).

(c) La peau est le siège de la production de la *sueur*, et par là elle est le grand régulateur de la chaleur organique. Ceci demande explication. Dans les profondeurs du derme se trouvent cachés deux à trois millions de glandes, les *glandes sudoripares*, qui viennent, chacune par un conduit spécial, verser la sueur à la surface du corps. Cette sécrétion est continue : la sueur humecte sans relâche notre peau, et en s'évaporant elle la refroidit en vertu d'une loi de physique bien connue. Cette transpiration, ordinairement insensible, s'exagère dès qu'il faut contre-balancer une combustion intense, par exemple pendant un énergique travail musculaire ; elle devient également fort abondante quand il faut lutter contre une température extérieure très élevée. Dans ces cas, la sueur ruisselle et produit un refroidissement suffisant pour maintenir la chaleur organique au chiffre invariable de 37 degrés. La quantité de sueur sécrétée en vingt-quatre heures est en moyenne d'un litre à un litre et demi.

LEÇON XIII

(Résumé)

La locomotion.

Sommaire : La locomotion. Les muscles : structure, contraction, phénomènes chimiques de la contraction. Distribution générale des muscles. La station bipède. La marche. La course. La natation.

La locomotion. — L'un des caractères propres de l'animal est la faculté de *locomotion*, c'est-à-dire le pouvoir de se transporter d'un point à un autre, ou du moins de mouvoir certaines parties de son corps. Les animaux supérieurs en général et l'homme en particulier exercent cette faculté à l'aide de deux appareils distincts : le premier est un système de leviers osseux, rigides, articulés les uns avec les autres, nous l'avons étudié dans la seconde leçon ; le second est composé d'organes contractiles, les *muscles*, qui s'attachent à ces leviers, et les manœuvrent en divers sens. C'est le système musculaire qui est le véritable agent du mouvement, et il nous faut l'étudier avec soin.

LES MUSCLES

Les muscles sont ce qu'en langue vulgaire on nomme la *viande* ou la *chair*. Ils sont, pour la plupart, situés autour des diverses pièces du squelette, qu'ils recouvrent, revêtent et enveloppent de manière à donner au corps sa forme et ses contours caractéristiques.

Structure. — Si l'on détache avec soin un de ces muscles, par exemple celui que l'on connaît sous le nom de *biceps du bras*, on s'aperçoit qu'il est formé d'une masse centrale, rouge, molle, qui constitue le muscle proprement dit, et de deux extrémités blanchâtres, très résistantes, nommées *tendons*, par lesquelles le muscle s'attache solidement aux os, et qui sont constituées par du tissu fibreux.

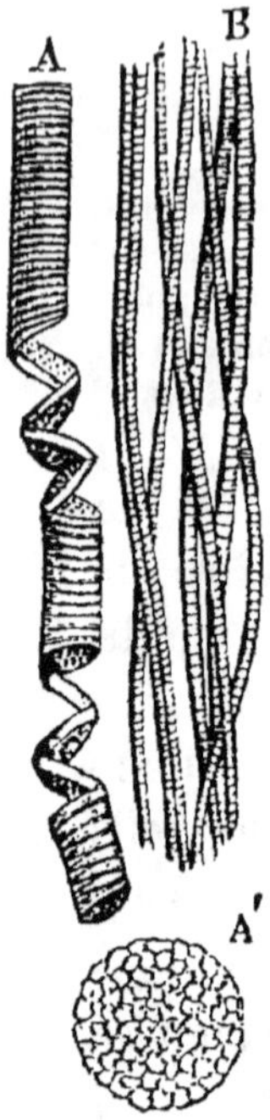

Si l'on examine un morceau de muscle au microscope, on constate qu'il est formé par la juxtaposition d'une multitude de *fibres* très longues et très fines. Chacune de ces fibres en particulier possède la propriété de changer momentanément de forme, de se raccourcir en se renflant. Dès lors il est évident que le muscle lui-même, qui n'est qu'un faisceau de fibres, possède la même propriété : *il peut se raccourcir en se renflant*, ou, comme on dit, il peut se *contracter*.

Contraction du muscle. — Ainsi un muscle est comparable à un cordage élastique préalablement étiré, qui peut revenir sur lu-imême et se raccourcir en devenant plus épais : seulement l'état normal du caoutchouc est d'être contracté, tandis que l'état normal du muscle est d'être allongé, distendu.

Fig. 37.—B, *fibres musculaires; A, une de ces fibres; A', coupe d'un faisceau de fibres.*

Le retour du caoutchouc sur lui-même est tout passif, au contraire le raccourcissement du muscle est actif : c'est une contraction. Disons tout de suite que la con-

traction musculaire a lieu, chez l'animal. vivant, sous
l'excitation de la volonté, ainsi qu'on le verra dans les
leçons prochaines; mais d'autres excitations, soit chimiques (ammoniaque, acides, bases), soit physiques

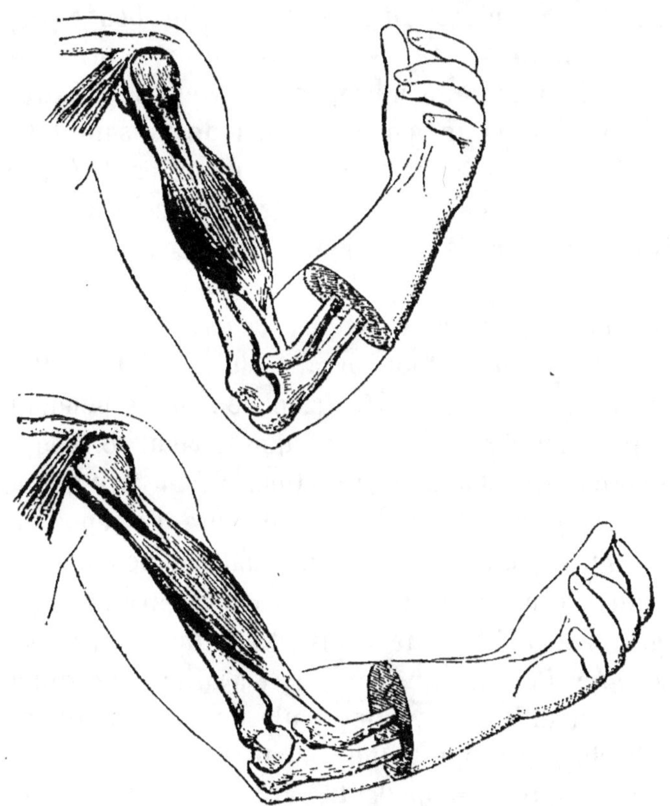

Fig. 38. — Le biceps contracté, le biceps détendu

(étincelle électrique, courants d'induction, choc, pi-
qûré) peuvent la produire.

Cela dit, il est aisé de concevoir comment ces machi-
nes motrices, les muscles, mettent en mouvement les
leviers osseux. Supposons un muscle fixé solidement

par l'un de ses tendons à l'os du bras (humérus) et attaché par l'autre tendon à l'un des os de l'avant-bras (radius). Quand ce muscle viendra à se contracter, c'est-à-dire à se raccourcir énergiquement, le bras et l'avant-bras tendront à se rapprocher l'un de l'autre ; mais l'humérus, fixé à l'épaule et au tronc résiste, ne bouge pas, et c'est l'avant-bras, segment mobile du membre, qui cède à la sollicitation du muscle et qui vient se rabattre sur le bras. Tel est le mode d'action de presque tous les muscles de l'organisme ; chacun d'eux est fixé par ses extrémités à deux os articulés ; en se contractant, il entraîne l'os le plus mobile vers l'os le mieux fixé.

Phénomènes physiques de la contraction. — Le muscle s'use, comme tout organe, lorsqu'il travaille, c'est-à-dire lorsqu'il se contracte, et se nourrit pendant qu'il ne fonctionne pas. C'est ainsi que le cœur se repose et se répare entre chaque contraction, c'est-à-dire douze heures sur vingt-quatre. A l'état de détente, de repos, le muscle absorbe un peu d'oxygène, exhale un peu d'acide carbonique, respire en un mot[1]. Cette respiration s'opère également à l'état de contraction, mais *avec une énorme intensité*. Le muscle qui travaille consomme une grande quantité d'oxygène, brûle une grande quantité de charbon et produit une chaleur considérable : le sang veineux qui vient de le traverser est entièrement noir. Au contraire, quand aucune contraction musculaire n'a lieu (syncope, sommeil), le sang veineux revient au cœur presque rouge. De là l'importance du travail musculaire quant aux phénomènes intimes de la respiration. C'est surtout le muscle qui est le théâtre de la combus-

1. Il continue à respirer même détaché de l'os et porté sous une cloche, dont il appauvrit et vicie graduellement l'atmosphère.

tion du carbone, de la consommation de l'oxygène[1],
de la fabrication de l'acide carbonique.

Distribution générale des muscles. — On compte environ trois cent cinquante muscles dans le corps humain ;
il est donc impossible d'étudier ici la situation de chacun. Il suffit de décrire les principaux groupes de ces
muscles et le rôle général de chacun de ces groupes.

a) *Muscles de la colonne vertébrale.* — Cette colonne,
composée de vingt-quatre petits disques empilés les uns
sur les autres, et fortement sollicitée en avant par le
poids des viscères de la poitrine et du ventre, est maintenue par plusieurs groupes de muscles situés presque
tous à sa partie postérieure : les uns, courts, vont
d'une vertèbre à la vertèbre voisine et servent à assurer
la solidarité de toutes ces pièces ; d'autres, très longs et
très vigoureux, se fixent par une de leurs extrémités au
sacrum et au bassin, tandis que, par l'autre, ils vont
s'attacher aux vertèbres dorsales et même cervicales et
aux côtes. Quand ces longs et forts cordages se tendent,
ils redressent l'épine dorsale, ou la font tourner, ou
l'inclinent en divers sens.

b) *Muscles de la tête.* — Des muscles épais et vigoureux,
ceux de la *nuque*, vont des vertèbres cervicales et des
omoplates à l'occiput ; ils redressent ou inclinent la
masse pesante de la tête, alourdie par la face. D'autres
muscles, situés en avant du cou, vont de la tête à la
clavicule, ou aux premières côtes : ils abaissent la tête
ou la font tourner. Une foule de petits muscles, répan-
dus sur la face, autour des lèvres, du nez, des yeux,

---

1. Par là s'explique la *douleur de l'immobilité*, le besoin absolu
(même pendant le sommeil) de changer de position ou de place,
sous peine d'exposer les muscles, qui ne respirent plus suffisamment,
à un commencement d'asphyxie.

ouvrent ou ferment les orifices des organes des sens et contribuent à la physionomie. Deux muscles puissants manœuvrent la mâchoire inférieure: tous deux partent de l'extrémité de cette mâchoire; l'un va s'attacher à la tempe, l'autre à la pommette; ils relèvent la mâchoire inférieure et la pressent contre la supérieure.

c) *Muscles du tronc.* — Chaque côte est reliée à la côte voisine par deux muscles, les muscles *intercostaux*, qui rendent solidaires tous les arcs osseux et contribuent à les mouvoir. D'autres muscles, situés le long du dos et prenant leur point d'appui sur les vertèbres, soulèvent ou abaissent les côtes. Un muscle énorme, plat et large, ferme entièrement la base du thorax : c'est le *diaphragme;* en se contractant il élève les côtes et dilate la poitrine. Un muscle puissant, épais, le *pectoral,* va des premières côtes à l'humérus, recouvrant la partie antérieure de la poitrine, et recouvert par la mamelle. Des dernières côtes, qui forment la base de la caisse thoracique, descend verticalement une large ceinture musculaire qui va s'implanter sur tout le pourtour supérieur des os du bassin, transformant l'espace vide qui sépare la poitrine des os iliaques en une vaste poche, qui est le ventre. Quand cette ceinture musculaire a des lacunes, des points faibles, les viscères de l'abdomen et en particulier les intestins pressent sur ces points, écartent les fibres, se creusent un passage, le franchissent et viennent former sous la peau cette saillie que l'on nomme *hernie.* Un muscle épais, large et long, descend des vertèbres dorsales et des parois intérieures du bassin vers la cuisse, et s'attache au fémur, qu'il contribue à mouvoir en divers sens : ce muscle, dont le nom scientifique est le *psoas,* est celui qui, dans le bœuf, forme le *filet.*

d) *Muscles du membre supérieur.* — Un groupe de muscles assez courts et fort épais entourent l'articulation de l'épaule, la coiffent et attachent l'humérus à l'omoplate et à la clavicule, l'empêchant d'échapper de la cavité articulaire et lui communiquant des mouvements d'élévation et de rotation. Le long de l'humérus, deux groupes principaux relient cet os aux os de l'avant-bras : le premier, dans lequel figure le biceps, est situé en avant et fléchit l'avant-bras sur le bras ; le second, situé en arrière, étend l'avant-bras sur le bras. Au bras, même distribution générale : en avant, le groupe des muscles *fléchisseurs*, qui plient les phalanges des doigts et fléchissent la main sur le poignet ; en arrière, les *extenseurs*, beaucoup plus faibles, qui étendent la main et les doigts. Il faut y ajouter des muscles obliques, qui font tourner le radius autour du cubitus (voyez la leçon II, *pronation, supination*).

e) *Muscles du membre inférieur.* — On y voit une disposition analogue. Autour du fémur sont allongés des muscles d'une énorme puissance, dont les uns plient la cuisse ou la jambe, tandis que les autres l'étendent. Les muscles de l'épaule sont représentés ici par la masse vigoureuse des muscles *fessiers*, qui vont du bassin au fémur et maintiennent ce dernier os étendu quand nous gardons la position verticale. A la jambe, deux groupes encore : l'un, en avant, maintient le pied à angle droit sur la jambe et étend les orteils ; un autre en arrière, constituant la puissante masse du *mollet*, va s'attacher par un unique et fort tendon (tendon d'Achille) à la pointe du talon. C'est ce dernier groupe qui soulève seul le corps pendant la marche, effort qui paraîtrait incroyable, si l'on ne réfléchissait que la force musculaire agit au bout d'un bras de levier notablement plus long que le bras au bout duquel s'exerce la résistance, et qu'ainsi elle est rendue beaucoup plus efficace.

La station bipède. — Aucun autre mammifère que l'homme ne possède réellement la station bipède. Quand les grands singes se tiennent sur leurs pieds, c'est par exception, et encore ne marchent-ils que courbés et appuyés sur un bâton. L'homme seul se tient sans grand effort dans cette fière attitude. Voici par quel mécanisme.

Dans la station debout, la base de sustentation est constituée par les deux voûtes des pieds, voûtes solides dont les pièces osseuses sont taillées en coin et s'arc-boutent fortement. Sur ces voûtes s'appuient verticalement les deux tibias, portant les deux fémurs. Entre les têtes coudées des fémurs le bassin est suspendu en équilibre, supportant à son tour la longue pile des disques vertébraux, au sommet de laquelle se balance la tête. L'équilibre de toutes ces pièces osseuses superposées est infiniment instable, puisque le centre de gravité de l'ensemble est situé vers le milieu du bassin et qu'il suffit pour causer la chute, que la verticale abaissée de ce centre de gravité sorte de l'étroit trapèze limité

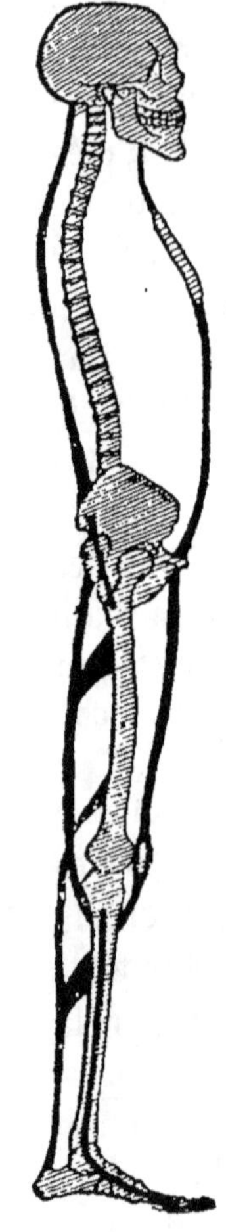

Fig. 39. — Schéma des diverses masses musculaires qui assurent la station verticale.

par la plante des pieds [1]. Aussi l'action musculaire

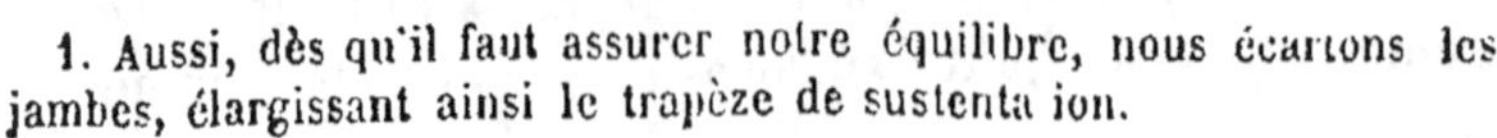

1. Aussi, dès qu'il faut assurer notre équilibre, nous écartons les jambes, élargissant ainsi le trapèze de sustentation.

est-elle sans cesse en jeu, pendant la station bipède, pour maintenir ce fragile équilibre. On en peut juger par le schéma ci-joint (voy. fig. 39). Les muscles du mollet empêchent le tibia de s'incliner en avant; ceux de la cuisse maintiennent le fémur vertical; les puissants fessiers immobilisent le bassin; les muscles des reins redressent la colonne, et enfin ceux de la nuque tiennent la tête en équilibre. Ainsi la station debout exige une somme d'efforts musculaires qui la rend à la longue très pénible. Dans la position *hanchée* le corps repose tout entier sur l'un des membres inférieurs, laissant reposer les muscles de l'autre.

La marche. — Dans la marche, le corps entier s'incline en avant, la verticale sort de la base de sustentation et il se produit un commencement de chute en avant; mais à ce moment l'un des membres inférieurs quitte le sol, se porte au-devant de l'autre, se pose à terre et arrête la chute ébauchée. Cette série de phénomènes constitue un *pas*. Le corps se penche de nouveau : l'autre membre quitte à son tour le sol, se pose en avant du premier et ainsi de suite. Dans cette translation des jambes le membre qui abandonne le sol se fléchit à demi pour se raccourcir et ne pas toucher la terre.

La course. — La différence de la marche à la course est que, dans la première, le corps ne quitte jamais le sol, il s'y appuie toujours par l'un des pieds. Au contraire, dans la course, la détente du membre fixé au sol projette le corps tout entier obliquement en avant et en haut. La course est donc une série de sauts où le corps est alternativement lancé en l'air par l'un et par l'autre pied.

La natation. — Dans la natation, presque tous nos muscles travaillent. Le corps étant étendu sur le ventre et submergé en entier à l'exception de la face, les jambes et les cuisses se replient, les bras se fléchissent, les talons sont joints, les mains sont appliquées l'une contre l'autre. Tout à coup les membres inférieurs se détendent, s'appuient sur l'eau par la plante des pieds et projettent le corps en avant. Alors les bras sont lancés en avant, puis séparés et ramenés sous la poitrine par un vaste mouvement circulaire, les mains battant l'eau. Ces mouvements sont trait pour trait ceux de la grenouille qui nage.

MUSCLES LISSES

Les muscles que nous venons de décrire et que l'on appelle *muscles striés* à cause de l'aspect de leurs fibres vues au microscope (voy. fig. 37), sont tous soumis à l'empire de la volonté. C'est au gré de notre volonté que nos bras se plient ou s'étendent, que nos jambes prennent ou quittent le sol, que notre tête se soulève, s'abaisse, tourne. De plus, l'obéissance de ces muscles aux ordres de notre vouloir est instantanée : nos mouvements suivent notre pensée avec la rapidité de l'éclair.

Il est, dans l'organisme, tout un système de muscles absolument différents, appelés *muscles lisses*, et qui sont placés, non plus autour des leviers osseux, mais dans les parois des viscères : ce sont ces muscles qui constituent les parois contractiles du tube digestif, pharynx, œsophage, estomac, intestins, de l'arbre respiratoire, des canaux urinaires; ce sont eux qui forment la tunique musculaire des artères et des veines. En un mot ils contribuent à constituer les appareils de la digestion, de la respiration, de la circulation et de la sécrétion. La physiologie de ces muscles est toute spéciale, *leur contraction n'est point soumise à la volonté*[1], ils

1. Voyez la leçon suivante.

fonctionnent automatiquement en vertu d'un mécanisme
particulier que nous examinerons en étudiant le système nerveux. Ils constituent dans l'organisme un domaine
soustrait au gouvernement du moi, complètement étranger
à la vie volontaire, presque entièrement étranger à la
conscience et dont les fonctions ne peuvent être ni provo-
quées ni enrayées par la volition. La bouchée de pain qui
a franchi l'isthme du gosier échappe désormais à notre
empire, et de ce moment jusqu'à celui où elle sera
éliminée de notre tube digestif, elle exécute un long
voyage, dont chaque étape est déterminée en dehors de
notre vouloir et sur le trajet ou la rapidité duquel nous ne
pouvons exercer d'action. Grâce au jeu automatique de
ces muscles, les grandes fonctions ne relèvent point de
notre commandement; elles s'accomplissent à notre insu,
échappant ainsi au péril des intermittences de notre
volonté, au danger des distractions. La machine végétative est montée, réglée, mise en branle en dehors de
nous; nous n'avons en quelque sorte rien à y voir. Un
trait notable de la physiologie du *muscle lisse*, c'est
que sa contraction est très lente, à la différence de
celle du *muscle strié* qui est instantanée.

LEÇON XIV

(Modèle de leçon)

Le système nerveux.

SOMMAIRE.

Le système nerveux est l'organe de la volonté, de la sensibilité et de l'intelligence.

Structure du tissu nerveux. La cellule. La fibre. La cellule est le seul élément actif; la fibre est purement conductrice.

Aspect général de l'appareil nerveux. Il se compose de trois parties : une partie centrale, ou axe cérébro-spinal; une partie périphérique, destinée à recevoir les sensations ou à impressionner les muscles; une partie conductrice, les nerfs, qui relie les deux premières. Comparaison de cet appareil avec un réseau télégraphique aboutissant à une station centrale.

Arrangement des deux éléments, cellules et fibres, dans les centres nerveux. Deux substances, la grise et la blanche. Écorce grise du cerveau; axe gris de la moelle.

La physiologie du cerveau :

1° Perception.

2° Volition.

3° Intelligence.

Rapport du volume du cerveau avec l'étendue de l'intelligence.

La physiologie de la moelle. Mouvement réflexe. Étude du mouvement réflexe. Comment un mouvement primitivement volontaire peut devenir réflexe.

Résultat de l'ablation du cerveau.

Disposition de l'encéphale.

Le cervelet et ses fonctions. Les deux hémisphères cérébraux. Les circonvolutions.

Le cerveau est relié à la moelle et par elle au corps par des conducteurs croisés. Résultats de ce croisement.

La phrénologie. Les localisations cérébrales. Le centre cérébral de la parole.

Disposition de la moelle :

Cordons antérieurs ou moteurs. Cordons postérieurs ou sensitifs.
Le grand sympathique. Ses fonctions. Le domaine qu'il régit est hors
　de l'atteinte de la volonté.
Les nerfs.
Nerfs crâniens. Nerfs mixtes. Mode de naissance des nerfs rachidiens.
　Les racines des nerfs mixtes.
Il y a deux sortes de sensibilité : la sensibilité générale et la sensi-
　bilité spéciale.
Que sait-on sur la nature de l'argent nerveux ?

Messieurs,

L'animal, vous le savez, a pour attributs caractéristiques
la faculté de *sentir* et celle de se *mouvoir volontaire-
ment*. Plongé dans le monde des objets extérieurs il
reçoit de ces objets, par ses appareils de sensation (vue,
tact, ouïe, odorat, goût) des impressions incessantes.
Voilà la première de ces deux facultés. A son tour il
réagit sur ces objets par ses appareils de mouvements,
voilà la seconde. Ce n'est pas tout : à ces deux catégories
de phénomènes il convient d'en ajouter une troisième,
celle des *phénomènes intellectuels* (perception, pensée,
mémoire, instincts, etc.) qui, à des degrés infiniment
variables, depuis l'orgueilleuse raison de l'homme jusqu'au ténébreux instinct des êtres inférieurs, sont au
même titre que la sensibilité et le mouvement, caractéristiques de l'animal.

Ainsi l'animal *pense, se meut et sent*. L'organe commun à ces trois fonctions et dont nous avons aujourd'hui
à nous occuper, est le *système nerveux*. Cette étude est
assurément la partie la plus attachante de ce cours, mais
c'en est aussi la plus délicate, celle qui vous demandera,
pour être bien comprise, le plus de sérieuse attention.

Commençons par examiner rapidement, comme nous

l'avons fait pour tous les systèmes organiques, la structure intime du système nerveux.

Quand on examine au microscope un fragment de substance nerveuse, on constate que l'élément fondamental de ce tissu est la *cellule nerveuse* (fig. 40). C'est une petite cellule irrégulière, possédant un noyau et munie de

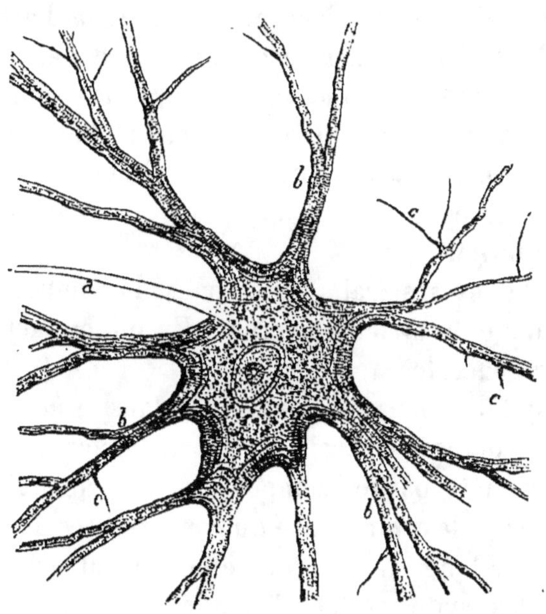

Fig. 40. — Cellule nerveuse avec ses fibres et son noyau.

prolongements ou filaments déliés, ténus, fort longs, que l'on appelle *fibres* nerveuses.

Ces fibres, issues des cellules nerveuses, s'accolent les unes aux autres, s'entourent d'une gaine, d'une enveloppe commune et voyageant à travers l'organisme constituent ces filets blanchâtres, nacrés, visibles à l'œil nu et que l'on nomme les *nerfs*. Ainsi un nerf est formé de l'accolement de plusieurs fibres nerveuses unies et protégées par une même enveloppe, exactement comme un câble télégraphique est formé de plusieurs conducteurs de métal entourés d'une même gaine isolante de gutta-percha.

Cette comparaison, Messieurs, est plus juste et plus instructive que vous ne soupçonnez. Un nerf, en effet, comme le fil de métal, n'est qu'un simple conducteur, tandis que la cellule nerveuse est le véritable appareil actif, le vrai bureau télégraphique, bureau d'arrivée ou bureau d'envoi. Le nerf est tendu entre deux cellules placées chacune à l'un de ses bouts, exactement comme le fil de métal relie l'une à l'autre deux stations télégraphiques. De là cette conclusion : la cellule est le véritable organe nerveux, la fibre n'a qu'un rôle tout passif de conductibilité.

Voilà, dans ses traits principaux, la composition microscopique du système nerveux. Examinons-en la disposition générale.

Le système nerveux envisagé dans son ensemble apparaît composé de trois parties distinctes.

La première partie, composée principalement de cellules, occupe le centre, l'axe du corps ; elle est logée, abritée dans ce long canal osseux que forment, en se superposant, les cavités vertébrales et la boîte crânienne : c'est l'*axe cérébro-spinal*, composé de la *moelle* et du *cerveau*.

La seconde est également formée de cellules, mais au lieu d'être rassemblée en une masse unique, elle est distribuée et répartie un peu partout dans l'organisme. Elle est préposée à deux offices bien distincts : 1° placée à la surface de l'être vivant, dans les organes des sens, c'est elle qui forme les appareils récepteurs des sensations ; 2° répartie à travers le système musculaire, c'est elle qui imprime aux muscles l'incitation qui les oblige à se contracter.

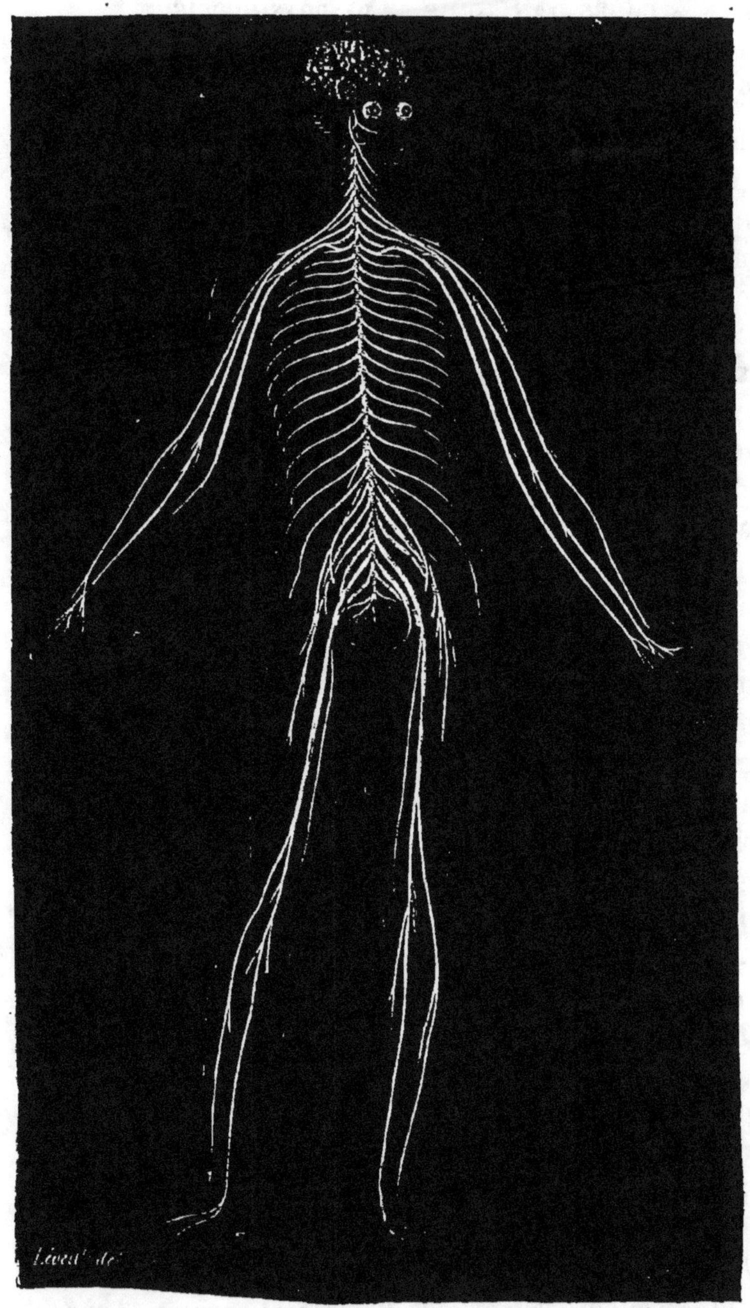

Enfin la troisième, composée des nerfs, va de la première à la seconde et les fait communiquer l'une avec l'autre. Cette communication, vous pouvez le prévoir, est de deux sortes. Tantôt le nerf est tendu de l'axe cérébro-spinal à un appareil de sensation, œil, langue, oreille, etc.; dans ce cas, à travers ce nerf, la sensation voyage de cet appareil vers cet axe, et le nerf est dit *centripète* ou encore *sensitif*. Tantôt, au contraire, le nerf parti de l'axe cérébro-spinal se rend à un muscle; dans ce cas, à travers ce nerf, l'ordre de mouvement voyage de l'axe vers le muscle, et le nerf est *centrifuge* ou *moteur*. Retenez bien cette distinction des nerfs en centripètes ou conducteurs de sensations, et centrifuges ou conducteurs d'incitations motrices. Cette différence de fonction résulte non point du tout d'une différence dans la constitution du nerf, mais uniquement de la nature de l'appareil qui le termine. Ainsi un même fil télégraphique pourra, selon l'appareil auquel vous le ferez aboutir, soit transmettre une dépêche, soit mettre le feu à une mine, soit aimanter des barres de fer doux et actionner une machine.

Messieurs, représentez-vous, pour reprendre notre première comparaison, la moelle et le cerveau comme une sorte de bureau central établi au milieu de l'être vivant et fonctionnant en sûreté à l'abri de son logement osseux. De ce bureau des milliers de fils partent, divergent dans toutes les directions. Où vont-ils ? Les uns vont aux organes des sens; ceux-là vont chercher les impressions venues du monde extérieur, et les apportent incessamment au centre, qui les reçoit, les enregistre, les élabore, en tire parti. Les autres se rendent aux organes contractiles pour leur porter les ordres de mouvement.

Vous pouvez dès à présent embrasser d'un coup d'œil l'ensemble des fonctions du système nerveux. Appareil d'une admirable complication, il sert à relier toutes les parties de la république organique à celle en qui réside le gouvernement vital. Présent partout par les filets innombrables de son réseau, il avertit à tout instant le pouvoir central de ce qui se passe en chaque point du territoire, et il porte partout aussi les ordres émanés du centre. Par lui les mille vies distinctes de toutes ces parties s'unissent, se confédèrent, se confondent en une seule vie. Par lui l'ordre, l'harmonie, l'unité règnent dans la machine vivante. Par lui enfin cette machine prend conscience de sa propre vie et la dirige à son gré.

Voilà la vue d'ensemble ; il faut naturellement que nous descendions plus avant dans le détail, que nous nous rendions un compte plus exact de la physiologie nerveuse. Toutefois auparavant il est nécessaire que nous examinions, au moins dans ses traits généraux, non point l'anatomie du système nerveux, laquelle est d'une complication infinie, mais la disposition, l'arrangement, la topographie sommaire de cet appareil. C'est par celle de l'axe cérébro-spinal qu'il faut commencer.

Je vous ai déjà dit que cet axe occupe la longue cavité formée par le canal vertébral et par le crâne, et qu'il se compose de deux parties, l'une globuleuse, le *cerveau*, l'autre allongée et cylindrique, la *moelle*. Mais comprenez bien que ces deux parties se tiennent, sont continues, n'en font qu'une, en sorte que le cerveau n'est qu'une sorte de renflement de la moelle. L'un et l'autre forment un tout cohérent, qui se moule exactement dans la cavité crânio-vertébrale.

Le cerveau et la moelle ne sont pas tout entiers constitués par de la substance cellulaire, active. Cette substance, qui se distingue par une couleur gris cendré, ne compose au contraire qu'une faible partie de l'axe cérébro-spinal (de *cerebrum*, cerveau, et *spina*, épine

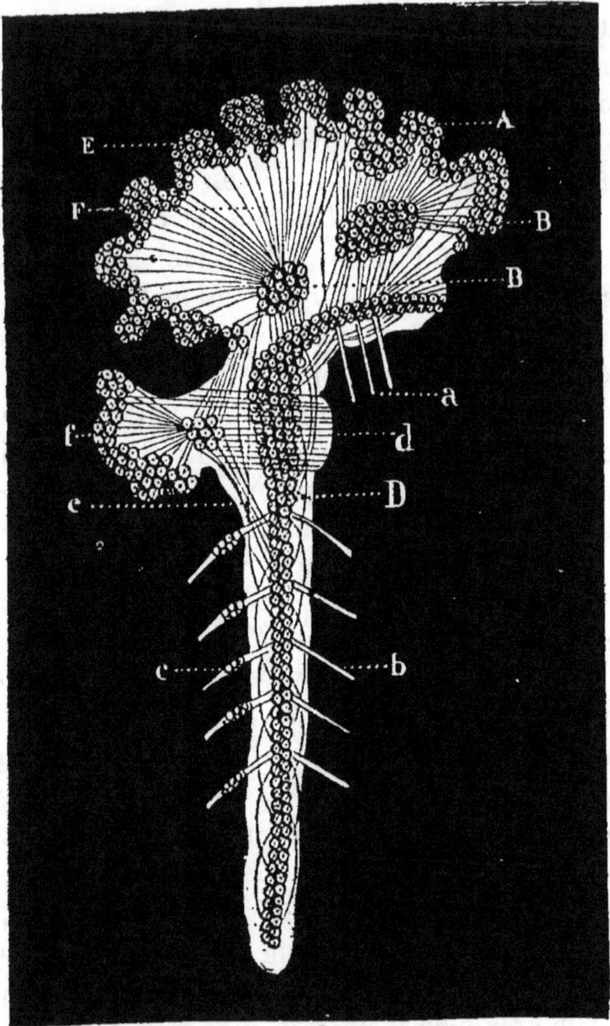

FIG. 42. — Schéma de l'axe nerveux. — A E, *écorce grise du cerveau;*
B B, *îlots gris dans le cerveau ; F, substance blanche ; a, racines
des nerfs crâniens; f, écorce grise du cervelet ; D, axe gris de la
moelle ; b, racine antérieure motrice des nerfs rachidiens; c, leur
racine postérieure sensitive.*

dorsale). Tout le reste de l'axe est constitué par des

fibres nerveuses, purement conductrices, et qui forment
une substance d'un blanc pur.

La substance grise, cellulaire, active, n'est pas mêlée,
confondue au hasard avec la blanche (voy. fig. 42).
Elle occupe une place, ou plutôt deux places bien dé-
terminées. 1° Elle tapisse toute la surface extérieure du
cerveau, lui formant une sorte d'écorce grise de quelques
millimètres d'épaisseur. 2° Elle occupe le centre de la
moelle, sous la forme d'une longue colonne grise, qui
vient se recourber dans l'intérieur du cerveau et s'y terminer : une canne à bec de corbin vous donne une idée
assez juste de la forme de cette tige grise centrale. — La
substance blanche, conductrice, remplit tout l'intérieur
du cerveau et recouvre toute la longueur de la tige grise,
faisant communiquer ensemble toutes les parties actives,
mettant l'écorce grise du cerveau en rapport avec la colonne grise de la moelle. — Il est bon que vous sachiez
dès à présent que c'est de la tige grise que partent tous
les nerfs du corps, nerfs moteurs ou nerfs sensitifs, nerfs
centripètes ou nerfs centrifuges. Les uns naissent de la
portion recourbée de cette tige, de cette portion qui occupe
le centre du cerveau ; ceux-là par conséquent naissent
dans le crâne, et en sortent par différents petits trous
pour se rendre chacun à son territoire spécial ; parmi
ces *nerfs crâniens* figurent ceux des yeux, du nez, de
l'oreille, de la langue, et ceux du visage, du cœur, du
poumon, de l'estomac. Les autres naissent de la partie
spinale de la moelle ; ils s'en détachent tout le long de
son trajet comme les barbes d'une plume se détachent
de sa tige, et ils vont innerver les membres et le tronc.

Remarquez, Messieurs, que, bien que ces nerfs naissent de l'axe gris de la moelle, ils n'en sont pas moins
en rapport étroit avec l'écorce grise du cerveau : en

effet, à leur naissance ils traversent la masse de la substance blanche, laquelle, étant conductrice, les met en communication avec les cellules grises cérébrales. Retenez bien ce point, qui est des plus importants, comme vous le verrez bientôt.

Ainsi, pour résumer cette rapide description, figurez-vous tous les nerfs de l'organisme partant de cette colonne centrale de substance cellulaire grise, qui occupe le milieu de la moelle et du cerveau. Au-dessus et à quelque distance de cet axe gris, est un autre amas de substance cellulaire, l'écorce grise du cerveau, laquelle est directement reliée à la moelle et aux nerfs qui en sortent, par des fibres conductrices blanches. Voilà, en gros, la disposition des centres nerveux. Nous pouvons maintenant commencer à nous rendre mieux compte de leurs fonctions.

Le trait le plus saillant de la physiologie des centres nerveux est celui-ci : la substance grise du cerveau a des propriétés et des fonctions absolument différentes de celles de l'axe gris de la moelle, bien que le microscope ne puisse trouver aucune différence entre les cellules de l'une et celles de l'autre.

L'écorce grise du cerveau est l'organe unique de la perception, de la volonté et de la pensée.

Elle est l'organe unique de la perception. — Si l'on vient à couper transversalement la moelle d'un animal, cet animal ne *perçoit* plus les sensations apportées par les nerfs sensitifs situés au-dessous de la section : les communications étant coupées entre ces nerfs et l'écorce grise du cerveau, ces sensations n'arrivent plus aux cellules chargées de la perception; elles sont inaperçues de l'animal, il n'en a point conscience. — Remarquez en passant, Messieurs, que le cerveau reporte toujours l'origine d'une sensation à l'extrémité terminale du nerf qui la lui transmet : c'est ainsi que les amputés continuent à *sentir* la main ou le pied qu'ils n'ont plus [1].

La *substance grise du cerveau est l'organe de la volonté.* C'est elle qui lance, à travers les nerfs moteurs, les ordres du mouvement volontaire. Ce n'est pas à dire — comme vous allez le voir tout à l'heure — que nos muscles ne puissent entrer en jeu que sous l'impulsion du cerveau : la moelle peut, elle aussi, provoquer leur contraction, mais elle ne le fait pas *spontanément;* les mouvements qu'elle détermine sont automatiques, involontaires. Seule, la surface grise du cerveau possède cet inexplicable et sublime pouvoir d'imprimer à la machine motrice une impulsion libre, spontanée, sans cause antérieure, née d'elle-même, *volontaire* en un mot. L'animal privé de cerveau ne commande plus à ses muscles : il n'a plus de part au gouvernement de sa vie ; il n'est plus qu'un automate livré aux excitations venues du dehors.

La *substance grise du cerveau est l'organe de la pensée dans tous ses modes.* Ceci, Messieurs, est avec l'incitation motrice volontaire, le grand et admirable mystère de la physiologie cérébrale. — De même que nous *voulons* par le cerveau, de même c'est par le cerveau que nous *pensons.* La destruction, ou simplement l'altération, par la maladie ou les blessures, de l'écorce

1. C'est ainsi qu'un malade, atteint d'une tumeur dans le cerveau, se plaignait de sentir une affreuse *odeur de tonnerre vert.* Association de mots qui semble étrange au premier abord, et qui s'explique pourtant le plus aisément du monde: chez ce malade, les trois points du cerveau qui perçoivent les sensations de l'odorat, de l'ouïe et de la vue, irrités par la tumeur, reportaient au nez, à l'oreille et à l'œil les sensations qu'ils éprouvaient. — Ces perceptions fausses, ou plutôt ces erreurs sur le siège de perceptions réelles, sont le fond du phénomène de l'*hallucination.*

grise entraîne fatalement la perte ou tout au moins l'altération de l'intelligence. — Il y a de fortes raisons de croire que la puissance intellectuelle est en raison de la proportion de substance grise contenue dans le cerveau. Dans l'échelle animale, c'est là une loi dont la justesse se vérifie aisément : le volume de l'écorce grise et l'éten-

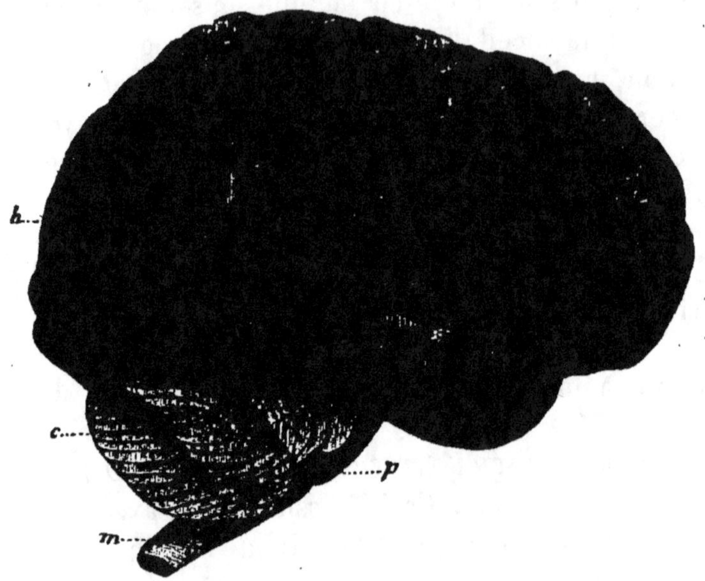

FIG. 43. — Le cerveau humain.

due de l'intelligence croissen à mesure que l'on se rapproche des mammifères et en particulier de l'homme. Dans les espèces supérieures, la surface du cerveau cesse d'être lisse, comme elle l'était chez les animaux inférieurs : elle devient anfractueuse, sillonnée, offrant ainsi au développement de l'écorce grise une bien plus large étendue. Ces plis, ces sillons tortueux, appelés *circonvolutions*, sont très nombreux et très marqués chez les grands singes : le cerveau du chimpanzé, par exemple,

ressemble fort au cerveau humain. Mais c'est chez
l'homme que les circonvolutions atteignent le plus haut
point de complication : chez lui, leur nombre et leur
volume permettent à la substance grise, qui les constitue
presque entièrement, d'occuper une place énorme, relativement au volume total du cerveau. Les variations du
volume du cerveau, dans l'espèce humaine, semblent
commander des variations parallèles dans l'intelligence :
le cerveau des races inférieures est notablement plus
petit que le nôtre ; celui des idiots est généralement fort
exigu. Ce n'est là, Messieurs, sachez-le bien, qu'une loi
très générale, sujette à beaucoup d'exceptions particulières. Il est certain que la *quantité* n'est pas le seul
élément dont il faille tenir compte : la *qualité* est peut-
être le principal ; malheureusement l'appréciation nous
en est jusqu'ici tout à fait impossible. Bien des hommes
de génie avaient des cerveaux peu volumineux, parfois
même défectueux dans leur structure ou leur symétrie.

Telle est, très sommairement décrite, la physiologie
cérébrale. Tout autre est celle de la *moelle.*

Je vous ai dit qu'une section de la moelle paralyse
toutes les parties du corps innervées par des nerfs aboutissant au tronçon inférieur. Dans ces parties, tout mouvement volontaire est désormais impossible. Toutefois
si, chez un animal préalablement soumis à cette opération, je pince fortement une des jambes de derrière ainsi
paralysées, cet animal retire violemment le membre
pincé et même il imprime d'énergiques mouvements à
toute la partie postérieure de son corps.

Puisque la moelle est sectionnée, il est évident que le
cerveau, que la volonté ne sont pour rien dans la production de ces mouvements. Le mécanisme qui les détermine est très particulier, purement automatique, et on le

désigne en physiologie sous le nom d'*acte réflexe*. Voici ce mécanisme :

C'est la sensation douloureuse du pincement qui en est le point de départ ; elle a voyagé le long d'un nerf centripète qui l'a amenée jusqu'à une des cellules grises de la moelle. Là elle s'est arrêtée, *réfléchie* en quelque. sorte (dans le sens optique du mot) et elle s'est transformée en une incitation motrice qui est repartie le long des nerfs moteurs et est venue déterminer la contraction des muscles de la jambe ou du bassin. Une sensation gagnant la moelle, s'y transformant en incitation motrice et déterminant des mouvements, voilà le méca-, nisme de l'acte réflexe. Comme vous le voyez, cet acte. n'est nullement le fait de l'animal lui-même : il est déterminé en dehors de lui, par la sensation venue de l'extérieur.

Vous connaissez maintenant, Messieurs, la fonction de l'axe gris de la moelle : il est le siège des actes réflexes. Remarquez que ces actes sont infiniment plus nombreux que les mouvements volontaires. Quand nous marchons, par exemple, c'est en vertu d'une série de ces actes, c'est *sans le vouloir*, pour ainsi dire : la sensation du sol sous nos pieds suffit pour entraîner la succession compliquée de contractions, grâce auxquelles les membres se soulèvent et oscillent l'un après l'autre. Notre respiration, les battements de notre cœur, les contractions de notre estomac, etc., sont autant de mouvements automatiques, où notre volonté n'est pour rien, et que détermine seul le fatalisme réflexe.

Ici se place l'observation d'un fait remarquable entre tous : la transformation, par l'habitude, d'un mouvement volontaire en un mouvement réflexe, ou — ce qui revient au même — d'un mouvement d'origine cérébrale en un mouvement d'origine médullaire. La marche en est un exemple entre mille. L'enfant, tout d'abord, meut péniblement ses membres, cherche, calcule les mouvements en vue de maintenir l'équilibre. Peu à peu ces mouvements se régularisent, l'intervention de la volonté devient moins active ; elle cesse enfin au moment où l'habitude est tout à fait acquise. La marche alors n'est plus qu'un acte réflexe, dont l'origine est la sensation du sol sous la plante du pied. Cela est si vrai, que certaines maladies, où la plante des pieds est devenue insensible, rendent impossible la marche. — L'apprenti musicien qui s'assied pour la première fois au piano meut péniblement ses doigts, cherche les touches, selon les indications que lui fournit la vue des notes écrites du morceau. Il viendra un jour où, à force de pratique, son jeu aura cessé d'être volontaire, et ne sera qu'un pur acte réflexe : la sensation visuelle d'une note déterminera immédiatement, et sans le secours du cerveau, sans la participation de la volonté, le mouvement de la main et le choc de la touche. L'habitude physique n'est donc que la substitution, à l'incitation motrice voulue et pénible, d'un mécanisme instantané, sûr, fatal, celui du réflexe. On peut dire qu'en matière de mouvements, l'éducation de l'exécutant n'est que l'éducation de la moelle.

Une poule, une grenouille peuvent résister à l'ablation totale du cerveau, survivre longtemps à cette affreuse mutilation. Qu'observe-t-on sur des animaux ainsi opérés? Qu'ils ne sont plus que de simples automates : la poule, si on lui enfonce du grain dans le gosier, l'avale, le digère, l'assimile, mais serait incapable de le chercher à terre et de le prendre elle-même. La grenouille, placée dans l'eau, nage droit devant elle jusqu'à ce qu'elle vienne se butter contre le bord du vase ; là elle reste indéfiniment immobile, à moins qu'on ne la prenne, qu'on ne la tourne en sens inverse, auquel cas elle se remet à nager automatiquement jusqu'à ce qu'elle rencontre l'autre bord du vase. Le mouvement réflexe, ayant la sensation pour origine et pour cause, voilà tout ce qui reste à l'animal privé de cerveau : la volonté a disparu de sa vie, qui est désormais le jouet passif des impressions venues du dehors.

Remarquez, Messieurs, que chacun de nous, sans avoir subi l'ablation du cerveau, est en mainte circonstance réduit à l'automatisme réflexe : il suffit pour cela que le cerveau soit fortement appliqué à quelque opération intellectuelle, qu'il soit en quelque sorte *absent*, qu'il se dépréoccupe de la conduite de la machine physique, la laissant tout entière à la moelle, qui la règle sans le secours de la volonté. Pendant que je vous parle et que vous m'écoutez attentivement, votre cerveau et le mien ont presque entièrement cessé de présider à nos mouvements ; nos yeux se meuvent, nos paupières clignent, notre poitrine se soulève et s'abaisse, mes lèvres et ma langue s'agitent, vos doigts manœuvrent la plume, sans que notre volonté ait une part bien active dans le jeu de nos muscles, qui se contractent, comme on dit, « tout seuls », c'est-à-dire sous l'impulsion de la moelle.

Nous venons de promener très rapidement notre regard sur l'ensemble des centres nerveux. Revenons maintenant sur nos pas pour examiner chacun d'eux avec plus d'attention. Commençons par le cerveau.

Le cerveau, c'est-à-dire la portion de l'axe nerveux contenu dans la boîte crânienne, se compose de deux parties très distinctes : l'une énorme, remplissant à elle seule presque toute la cavité du crâne, c'est le *cerveau* proprement dit ; l'autre beaucoup plus petite, située en arrière et au-dessus du cerveau, vers la partie du crâne que nous appelons la nuque, c'est le *cervelet*. Messieurs, tout ce que je vous ai dit des fonctions motrices, perceptrices et intellectuelles du cerveau n'appartient qu'au cerveau proprement dit ; le cervelet y est absolument étranger. Quelles sont au juste les fonctions du cervelet ? On l'ignore encore. Toutefois il semble probable qu'il est l'organe *coordinateur* des mouvements, c'est-à-dire que c'est lui par exemple qui coordonne en une locomotion harmonieuse et réglée les mouvements volontaires des quatre membres, mouvements qui ont d'ailleurs leur origine dans le cerveau.

Le cerveau proprement dit est séparé par une profonde scissure verticale en deux moitiés distinctes et symétriques, appelées les *hémisphères cérébraux*. Je vous ai déjà dit que la surface de ces hémisphères, composée de substance grise, est creusée de sillons, hérissée de saillies cylindroïdes et flexueuses, les *circonvolutions*. — Le trait le plus frappant de la disposition du cerveau, c'est que les fibres conductrices qui le relient à la moelle s'entre-croisent sur la ligne médiane ; les fibres venues de l'hémisphère droit vont à la partie gauche de la moelle ; les fibres venues de l'hémisphère gauche vont à la partie droite. De là une conséquence curieuse : le cerveau est relié à la moelle, par la moelle aux nerfs, par les nerfs au corps tout entier, de telle façon que la moitié droite du corps correspond à la moitié gauche du cerveau, et réciproquement. Le bras et la jambe droite sont gouvernés par l'hémisphère gauche ; les sensations dont ils sont le siège arrivent à cet hémisphère. La lésion de l'une des moitiés du cerveau entraîne donc la paralysie de la moitié opposée du corps : c'est ce qui a lieu dans l'apoplexie, alors qu'une hémorragie survenue dans l'un des hémisphères y a déchiré ou comprimé la substance·nerveuse.

Il ne suffit pas de savoir que le cerveau est l'organe de la volonté, de la perception et de la pensée. On a voulu pousser plus loin l'analyse, décomposer ces fonctions et rechercher le siège, la *localisation* de chacune. Quelques-uns d'entre vous ont sans doute entendu parler de la *phrénologie*, cette prétendue science inventée et propagée au commencement de ce siècle par un Allemand, le célèbre Gall, et d'après laquelle chaque parcelle, chaque millimètre carré du cerveau est l'organe d'une faculté ou d'un sentiment ou d'un penchant particulier. Gall avait construit sur cette hypothèse toute une topographie intellectuelle, et dressé de vraies cartes cérébrales. Mais les indications qu'elles portaient étaient de pure fantaisie, et les recherches modernes n'en ont pas laissé subsister une seule. Toutefois, si les applications que Gall fit du principe des localisations, sont toutes fausses et controuvées, ce principe même est encore aujourd'hui regardé comme infiniment probable, et la science continue à s'acharner à l'exploration minutieuse du cerveau. En fait de localisations de facultés intellectuelles, une seule découverte a été faite : celle de la localisation de la faculté du langage. C'est un Français, le docteur Broca, qui a déterminé le siège de la parole, et a montré qu'il est situé dans l'une des circonvolutions antérieures de l'hémisphère gauche. Toute lésion de ce point du cerveau entraîne immédiatement le mutisme du malade. Les savants ont été plus heureux en fait de localisations motrices : on sait aujourd'hui exactement quelle partie du cerveau commande le mouvement de tel ou tel

des quatre membres. Ira-
t-on plus loin? Réussira-t-on
à démonter pièce à pièce les
rouages de la merveilleuse
machine? Nul ne peut le
dire. Toutefois, pour ce qui
regarde les fonctions de l'intelligence, il ne semble pas
que les recherches les plus
patientes, les plus ingénieuses
aient amené de résultat : le
premier pas, fait par Broca,
est resté jusqu'ici le dernier.

Messieurs, de même que
nous sommes revenus sur nos
pas pour examiner le cerveau,
nous allons reprendre également l'examen de la moelle
et de ses fonctions.

La moelle, vous le savez,
forme une longue colonne
qui va du cerveau à la première vertèbre lombaire.
Cette colonne n'est pas cylindrique ; elle est légèrement
aplatie d'arrière en avant et
divisée en deux moitiés symétriques par deux sillons
verticaux, l'un antérieur,
l'autre postérieur. Ces deux
moitiés de la moelle sont en
outre divisées chacune en
deux autres moitiés, appelées

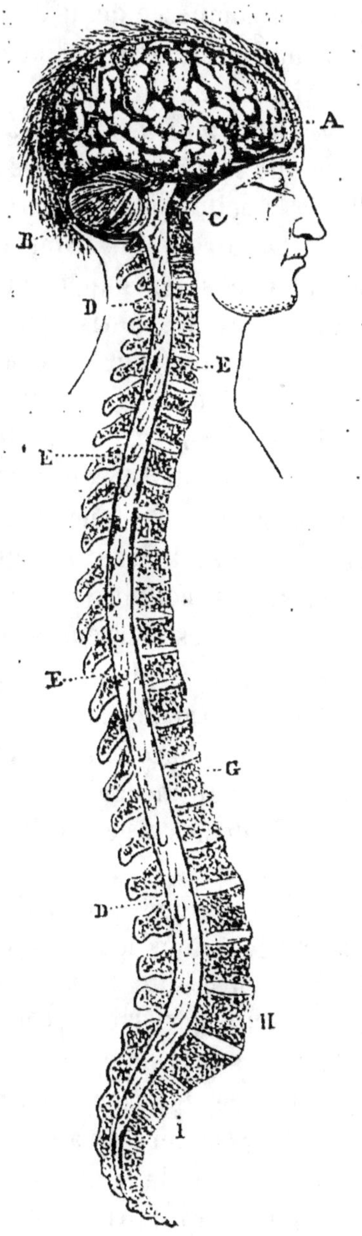

Fig. 44. — Coupe de la moelle

cordons (voy. fig. 46), par un sillon vertical latéral. Ainsi la moelle est composée de deux *cordons antérieurs* et de deux *cordons postérieurs*. Ces cordons, Messieurs, ont des propriétés absolument différentes : les *cordons antérieurs sont moteurs*, c'est-à-dire qu'ils transmettent les ordres de mouvement venus du cerveau ou de l'axe gris de la moelle ; les *cordons postérieurs sont sensitifs*, c'est-à-dire qu'ils transmettent au cerveau ou à l'axe gris les sensations apportées par les nerfs sensitifs. Il suit de là que les nerfs n'aboutissent pas au hasard à toutes les parties de la moelle : les nerfs moteurs aboutissent aux cordons antérieurs, y enfoncent, comme on dit, leurs *racines*, tandis que les nerfs sensitifs ont leurs racines dans les cordons postérieurs.

Ainsi, Messieurs, les fonctions de la moelle nous apparaissent comme se divisant en deux catégories distinctes. D'une part, ses cellules grises, auxquelles viennent aboutir les racines nerveuses, établissent une étroite connexion entre les deux ordres de nerfs et élaborent la mystérieuse transformation de l'impression sensible en mouvement réflexe. Par là elle règle et gouverne, à notre insu, par un mécanisme sûr et précis, le jeu intime de la plupart de nos organes. D'autre part, la moelle, par ses cordons blancs, représente une sorte de grand conducteur télégraphique, qui partirait du cerveau et donnerait naissance à tous les fils du réseau. Pour être plus exact, elle représente la réunion de deux conducteurs distincts : l'un, postérieur, centripète, reçoit des nerfs sensitifs les impressions du dehors et les apporte au cerveau ; l'autre, antérieur, centrifuge, conduit les excitations motrices du cerveau aux racines des nerfs moteurs. Ainsi, tout le long de la colonne médullaire, un double et incessant courant est établi : l'un, ascendant, postérieur, celui des sensations ; l'autre, descendant, antérieur, celui des ordres de mouvements.

Pour en finir avec la moelle, il me reste à vous dire quelques mots d'un appareil qui en est une annexe et que l'on désigne sous le nom singulier de *grand sympathique*. Cet appareil est constitué par une double chaîne de *ganglions* nerveux, ou amas de cellules nerveuses, disposés tout le long de la colonne vertébrale, reliés entre eux par des filets nerveux et unis étroitement à la moelle par d'autres filets. De cette double chaîne ganglionnaire partent d'innombrables nerfs sensitifs ou moteurs, apportant à tous les viscères (foie, cœur, intestins, etc.) la sensibilité et le mouvement. Mais le rôle capital du grand sympathique est de présider à la dilatation ou au resserrement de tous les vaisseaux sanguins de l'organisme ; il émet, en effet, des nerfs moteurs, appelés *vaso-moteurs*, qui vont se perdre dans la tunique musculaire des vaisseaux, et en commandent la constriction ou la dilatation. Par là le sympathique règle la distribution du sang dans le corps entier. Or de l'afflux du sang dépend, vous le savez, l'activité fonctionnelle et nutritive des tissus. Le sympathique, en présidant à la circulation, règle donc l'apport nutritif, la production de chaleur, les sécrétions, en d'autres termes, le phénomène même de la vie organique en ce qu'il a de plus intime. On avait cru longtemps qu'il agissait comme centre nerveux indépendant ; mais les rec... rches modernes ont montré qu'il n'en est rien, et que le sympathique n'est qu'une annexe de la moelle, à laquelle il emprunte sa force. Un seul point différencie ses nerfs des nerfs de la moelle : *c'est que la volonté n'a pas d'action sur eux*. Tous les mouvements accomplis dans le domaine de ces nerfs sont involontaires. La volonté peut intervenir dans les réflexes

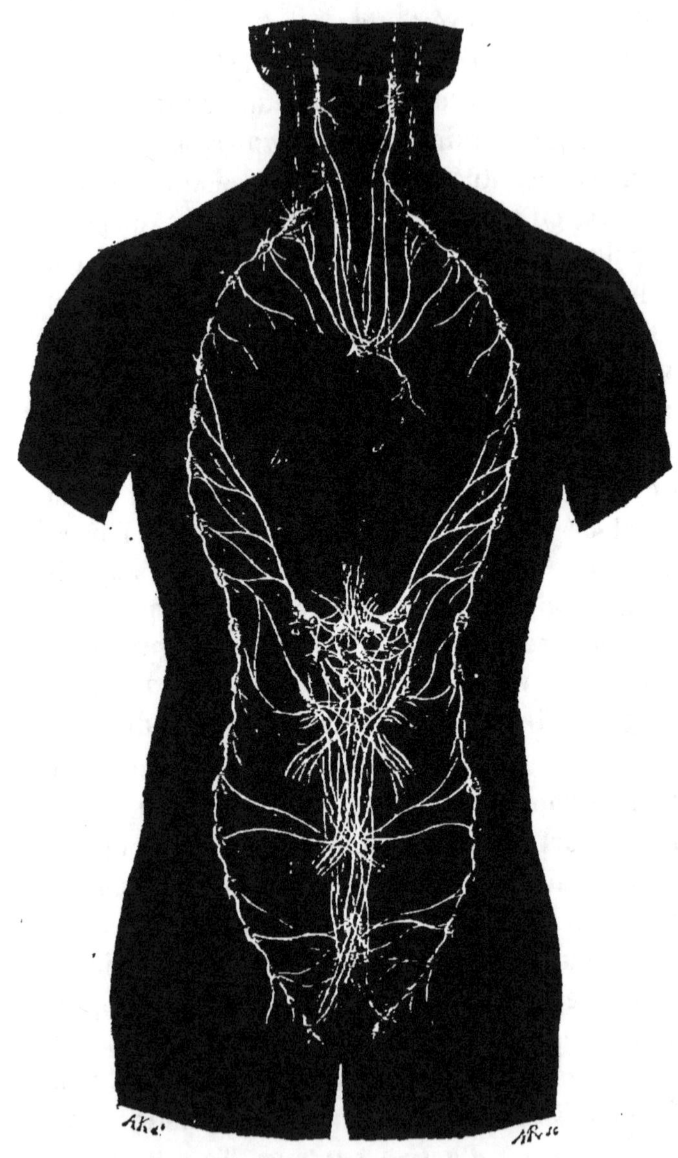

FIG. 45. — Système nerveux du grand sympathique.

médullaires ; elle peut sortir de son repos et commander à la place de la moelle. Nous marchons, nous respirons d'habitude automatiquement : mais nous pouvons instantanément marcher, respirer *à volonté*, ralentir, presser, interrompre ces mouvements. Au contraire, la volonté ne peut rien sur le système sympathique : nous ne commandons point aux organes qu'innerve ce système, nous ne pouvons ni hâter, ni ralentir, ni interrompre les contractions de notre estomac, de nos intestins, de nos vaisseaux. L'immense territoire sur lequel règne le grand sympathique forme, au sein de notre être, un royaume indépendant qui échappe à notre juridiction.

Nous avons terminé, Messieurs, l'étude de la partie centrale du système nerveux. Disons maintenant quelques mots de la partie périphérique, des *nerfs*.

Les nerfs, véritables conducteurs qui se détachent de l'axe central pour se ramifier à l'infini dans le corps entier, sont tous disposés par couples symétriques, desservant des régions symétriques. Il y a quarante-trois de ces couples, ou, pour leur donner leur vrai nom, de ces *paires* nerveuses. Douze de ces paires naissent des prolongements de la moelle dans le crâne. Sans les énumérer ici, je me contente de vous signaler parmi ces nerfs crâniens, les nerfs *olfactifs* (ou de l'odorat), les nerfs *optiques* (ou de la vue), les nerfs *acoustiques* (ou de l'ouïe). Les trente et une autres paires sont dites *rachidiennes*, parce qu'elles naissent de la partie rachidienne de la moelle.

Les nerfs de ces trente-deux paires, Messieurs, ne sont ni moteurs, ni sensitifs, ils sont *mixtes*, c'est-à-dire que chacun d'eux est formé d'un mélange de fibres sensitives, venues du cordon postérieur de la moelle, et de fibres motrices, nées du cordon antérieur. Chacun de ces nerfs a donc deux *racines*. La racine antérieure, assez mince,

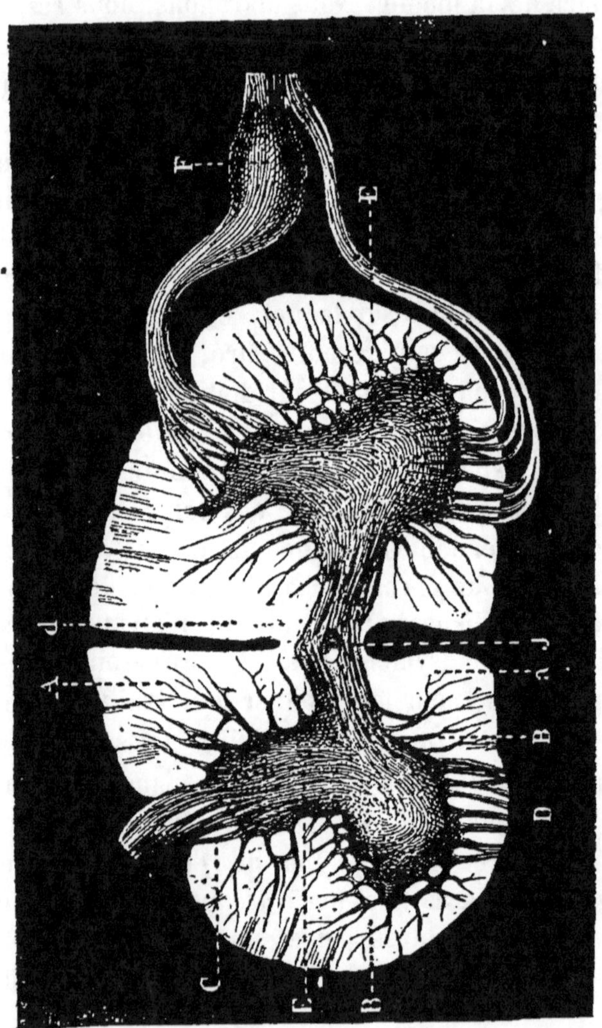

FIG. 46. — Coupe de la moelle (grossie). — E E, *axe gris*; F, *racine
postérieure sensitive*; A d, *coupe des cordons antérieurs*; B, *coupe
du cordon postérieur*.

est *motrice*: si on la coupe, on frappe de paralysie le
territoire desservi par ce nerf. La racine postérieure, plus

grosse, munie d'un petit ganglion, est *sensitive* ; si on la coupe, on frappe d'insensibilité la région innervée par ce nerf. Ces deux racines se réunissent à leur sortie de la moelle, confondent leurs fibres, et forment le nerf mixte, qui va porter au loin le mouvement et la sensibilité. Les fibres motrices de ce nerf se rendent dans les muscles, s'y ramifient et s'y terminent. Les fibres sensibles se ramifient parmi les organes, en particulier dans la peau, et s'y terminent de diverses façons qu'il est superflu de décrire ici.

Vous pouvez déjà le prévoir, Messieurs, il y a deux sortes de sensibilité.

La première est la *sensibilité générale*, perçue par tous les nerfs sensitifs du corps Mal définie, vague, elle ne nous donne sur le siège et la nature de la cause que des impressions incertaines : la *douleur*, la *faim*, la *soif*, sont des types de sensations générales. La vie tout entière, en ses différentes et dernières parties, les mille vies des organes et des tissus, de chaque point de ces organes et de ces tissus, provoquent en nous de continuelles sensations de ce genre. Nous ne décomposons point, nous n'analysons point ces impressions sourdes et confuses ; nous ne faisons que percevoir la résultante, et comme l'harmonie générale de ce concert, qui s'élève à tout instant de tous les points de notre être : c'est là le sentiment de l'*existence*. Quand aucune discordance ne vient troubler cette harmonie, quand tous les organes « ont plaisir à vivre », que l'air semble pur aux poumons, le sang riche aux tissus, qu'enfin le jeu de la machine entière est aisé, régulier et libre, alors se produit en nous la sensation du *bien-être*, révélation de la santé. Au contraire, un trouble apporté à l'équilibre organique se traduit, en dehors même des douleurs locales, par le *malaise* général.

Si là se bornait le rôle de la sensibilité, l'homme serait simplement un être qui jouit et qui souffre. Mais, à côté de ces sensations générales de peine ou de plaisir, les appareils particuliers des cinq sens nous donnent les *sensations spéciales* et nous révèlent l'apparence et les attributs des corps qui nous entourent. C'est l'étude de cette seconde catégorie de sensations qui fera l'objet de la dernière leçon de ce cours.

Nous voici parvenus au terme du rapide examen que nous nous proposions de faire du système nerveux et de ses fonctions. Sans doute il s'en faut de beaucoup que nous ayons épuisé le sujet ; nous avons, de propos délibéré, écarté le détail anatomique et même l'analyse trop minutieuse des fonctions. Il suffit que vous ayez bien présente à l'esprit la description générale de ce merveilleux appareil par lequel l'animal se sépare des autres êtres vivants, et manifeste ses propriétés caractéristiques. Une question s'est, je n'en doute pas, présentée chemin faisant plusieurs fois à votre esprit, à savoir quelle est la force mystérieuse qui anime le système nerveux, qui voyage le long des nerfs, s'accumule ou s'élabore dans les cellules grises, qui transmet au cerveau les impressions reçues du dehors et qui transmet aux muscles les ordres du cerveau ; quel est l'agent grâce auquel l'âme de l'homme apparaît avec ses diverses facultés, dirige sa vie, veut, désire, se souvient, prévoit, s'élève enfin jusqu'aux sublimes spéculations de la raison ? Nous nous sommes servis, au cours de la leçon, de la comparaison de la machine nerveuse avec l'appareil télégraphique. L'agent nerveux n'a pourtant rien de commun avec l'électricité. L'une des différences essentielles qui l'en distingue est sa lenteur relative, que de curieuses expériences ont permis d'apprécier : il circule à travers les

nerfs à raison de 30 mètres par seconde. « Prompt comme
la pensée » est donc, au sens strict et mathématique, une
locution fort peu exacte, si elle prétend donner l'idée
d'une vitesse considérable. La vérité, Messieurs, est que
nous ne savons rien de la nature de cet agent, et que
jusqu'ici nous n'avons pu qu'en étudier les admirables
effets.

LEÇON XV

(Résumé)

Les sensations.

Le tact. Le goût. L'odorat. L'ouïe.

Sommaire : Mécanisme des sensations. Loi de l'extériorité des sensations.

Sens du toucher : structure de l'organe ; la délicatesse du toucher
varie selon les régions ; nature des sensations tactiles.

Sens du goût : sensations gustatives ; siège du goût ; conditions de
perception des saveurs.

Sens de l'odorat : siège de l'odorat ; sensations olfactives.

Sens de l'ouïe : organe de l'ouïe ; mécanisme de l'audition ; les sensations auditives ; la surdité.

Mécanisme des sensations. — Quelle que soit la
sensation produite, le mécanisme de cette sensation se
décompose en trois temps distincts :

1° L'*ébranlement* de l'organe sensible par une excitation extérieure ;

2° La *transmission* de cet ébranlement au centre percepteur cérébral le long du conducteur nerveux ;

3° La réception ou, comme l'on dit, la *perception* de
cet ébranlement par le centre cérébral.

Loi de l'extériorité des sensations. — Étant donné un
organe sensible, un conducteur nerveux chargé de transmettre les sensations de cet organe, et un centre cérébral chargé de les percevoir, quel que soit le point du
trajet qui est ébranlé, le cerveau reporte l'ébranlement

à l'organe sensible périphérique, il *extériorise* la sensation.

Par exemple, lorsqu'une personne se heurte la partie du coude où passe l'un des nerfs de la main, elle ressent une vive douleur, non point au coude, mais bien au petit doigt, région où vient se terminer le nerf lésé. Un amputé, dont le moignon est enflammé et douloureux, se plaint de souffrir, non pas du moignon, mais du pied, de la main qu'il a perdu. Le malade auquel on a refait un nez avec la peau de son front, reporte au front toutes les sensations, tous les chocs qui viennent frapper son nouvel appendice nasal.

Alors même que le point excité est le centre percepteur lui-même, la sensation est reportée par ce centre à l'organe sensible périphérique. Exemple : le malade déjà cité dans la leçon précédente, qui, atteint d'une tumeur cérébrale située au voisinage des centres percepteurs de l'odorat, de l'ouïe et de la vue, se plaignait d'être incommodé d'une odeur de tonnerre vert. Il suit de là que le cerveau, sous l'influence de troubles particuliers de sa circulation, de sa nutrition, de sa vie, peut percevoir des sensations qui n'ont aucune réalité objective, c'est-à-dire qui ne proviennent pas d'un objet extérieur. Ces perceptions de sensations mensongères constituent le phénomène de l'*hallucination*. L'hallucination se produit lorsque, sous l'influence d'un état morbide particulier, les centres cérébraux voient, entendent, sentent, touchent des choses ou des êtres imaginaires, fantastiques.

SENS DU TOUCHER

Le *tact*, ou *toucher*, est un sens mixte, qui nous révèle en même temps : 1° la *température* des corps; 2° le degré de *pression* que ces corps exercent sur nos téguments.

Toutes les parties du corps possédant des nerfs sensitifs sont *sensibles*, c'est-à-dire susceptibles de percevoir les sensations de pression et de température. Mais l'organe par excellence du toucher est la *peau*, à laquelle on peut adjoindre certaines muqueuses, celles des lèvres et de la langue en particulier.

Structure de l'organe du tact. — On a vu que l'une des parties constitutives de la peau (voy. leçon XII) est la *papille*. Les papilles sont de fines saillies du derme, que recouvre exactement l'épiderme. De volume variable, elles sont toujours fort petites. C'est dans l'intérieur de la papille que le nerf sensitif vient se terminer par un renflement tantôt ovalaire, tantôt conique, que l'on appelle *corpuscule du tact.* Que ces corpuscules soient détruits, que les nerfs qui y aboutissent soient coupés, et les papilles sont frappées d'insensibilité, dégénèrent et se transforment en une petite masse graisseuse. Cette altération des papilles s'observe dans le derme des malades frappés de paralysie de la sensibilité.

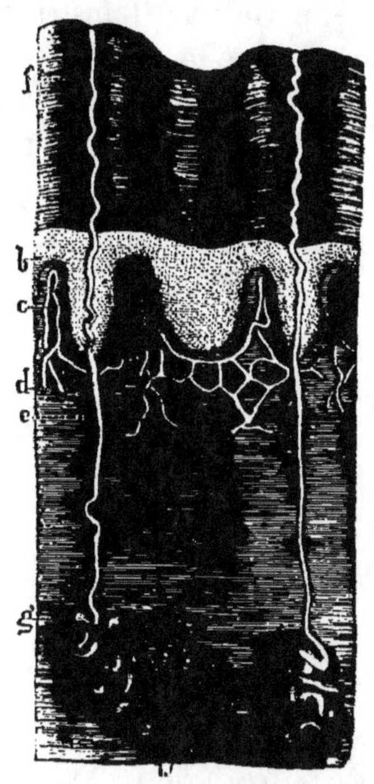

Fig. 47. — Coupe de la peau, passant par deux glandes sudoripares et par quatre papilles, dont deux ne renferment que des vaisseaux, tandis que les deux autres contiennent les corpuscules du tact. —a, *épiderme ;* c, *papilles du derme ;* g f, *glande et son canal.*

La délicatesse du toucher varie selon les régions. — Le sens du toucher est d'autant plus délicat, que la région

observée est plus richement munie de papilles. La pointe
de la langue, le bout des doigts, les lèvres, la plante des
pieds, sont les points du corps où le tact s'exerce avec le
plus de perfection. L'instrument dont on se sert pour
l'exploration de la sensibilité est un compas dont on applique les deux pointes sur la région à étudier ; on détermine, par des tâtonnements successifs, l'écartement à
donner à ces pointes pour qu'elles soient perçues séparément. C'est ainsi que pour provoquer cette double perception, il suffit, à l'extrémité de la langue,
d'un écartement de 1 mil-limètre ; il faut 2 milli-mètres à la paume de la main ; il en faut 12 au dos de la main, 6 au bout du nez ; il faut 5 et 6 centi-mètres à la peau des épau-les, de la poitrine, du dos.
La sensibilité des membres augmente à mesure qu'on se rapproche de l'extré-mité. En d'autres termes, plus le segment est mo-bile, plus il est sensible.
C'est qu'en effet, plus une

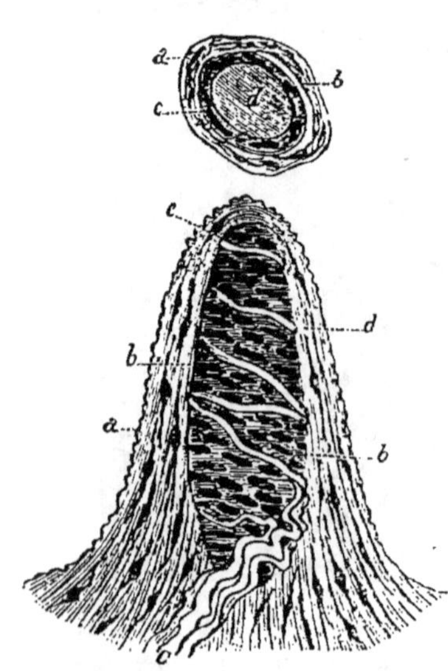

Fig. 48. — Corpuscule du tact. — A,
*l'un de ces corpuscules entier ; a,
papille ; b, corpuscule ; c, rameau
nerveux.*

région jouit de mouvements étendus, plus elle doit être
à même de tirer de ces mouvements et de ses contacts
avec les objets extérieurs, les renseignements nécessaires : les extrémités digitales, placées à l'extrémité
du plus mobile des leviers osseux, sont par excellence
l'organe du tact.

Nature des sensations tactiles. — De la sensation de *pression* se tirent pour nous une foule de renseignements variés et précis, que l'habitude nous conduit à prendre pour des sensations spéciales. Ainsi, selon que la pression est ou n'est pas uniforme, nous jugeons que la surface d'un corps est *lisse* ou *rugueuse*, *plane* ou *ronde*, etc. Le degré de pression nous fait apprécier la dureté ou la mollesse de ce corps, c'est-à-dire sa *consistance;* les yeux fermés, nous pouvons juger qu'un corps est solide ou liquide, pulvérulent ou en petits fragments. L'intensité de la pression nous donne la notion du *poids*[1]. En résumé, de la sensation unique de pression dérivent les notions de forme, de consistance, d'étendue et de poids.

La sensation de la *température* est distincte de celle de pression. Le dos de la main semble être la région la mieux constituée pour ce mode de la sensibilité tactile ; c'est à l'aide du dos de la main, non de la paume, que nous jugeons habituellement de la chaleur d'un corps vivant, de la pluie qui tombe, etc. Pour que cette faculté entre en jeu, il faut que les températures appréciées soient comprises entre zéro et 70 degrés. En deçà ou au delà de ces limites les sensations de froid ou de chaud se transforment en douleur. Encore est-ce entre 30 et 40 degrés que nous pouvons le plus délicatement apprécier les variations de température : ce qui revient à dire que

---

1. Cette notion ne dérive pas seulement de la sensation tactile. Des nerfs spéciaux, situés dans l'épaisseur de nos muscles, nous renseignent à chaque instant sur le degré de contraction de ces muscles, et par conséquent sur l'effort déployé. C'est ainsi que nous pouvons apprécier le poids d'un objet alors même que la peau de la main qui le soulève est parfaitement insensible : nous l'évaluons dans ce cas à l'énergie de l'effort musculaire employé à *soupeser* l'objet.

nous apprécions mieux les températures qui se rapprochent de la nôtre propre. Chose curieuse : l'étendue de la surface exploratrice n'est pas indifférente à l'exactitude de l'observation. Un doigt plongé dans un liquide à 30 degrés donne l'idée d'une chaleur moindre que ne fait la main entière dans un liquide à 25 degrés seulement. Autre remarque singulière : de deux objets d'égale température, le plus lisse nous semble le plus froid ; de deux corps de poids égal, l'un chaud, l'autre froid, le premier nous semble le plus lourd.

L'organe du tact, outre les sensations de pression et de température, perçoit la *douleur*. La douleur est-elle une sorte de troisième sensibilité, ou n'est-ce que l'exagération des deux autres? La question n'est pas encore tranchée ; toutefois la plupart des faits observés semblent être en faveur de la première hypothèse.

SENS DU GOUT

Sensations gustatives. — Ce sens n'a pas le caractère de spécialité que présentent l'ouïe, l'odorat et la vue : la preuve en est que l'on divise généralement les saveurs en agréables et désagréables. La vérité c'est que la langue jouit d'une double sensibilité, l'une générale, tactile, l'autre spéciale, gustative. Parmi les nombreuses *saveurs* que l'on a énumérées, les unes relèvent de l'odorat et non du goût : ce sont les saveurs *alcooliques*, *aromatiques*, etc. ; elles ne sont pas perçues quand, pour une cause ou pour une autre, l'odorat ne fonctionne pas ; les autres, saveurs *farineuses*, *gommeuses*, *fraîches*, ne sont évidemment que des impressions tactiles ; d'autres, saveurs *âcres*, *tanniques*, *acides*, sont une véritable douleur causée par un commencement de destruction de la muqueuse. Les deux seules sensations incontestablement gustatives sont celles du *doux* (ou sucré) et de l'*amer*.

Siège du goût. — La langue est l'organe exclusif du goût. Malgré les locutions populaires, le palais n'y a point de part. Mais, dans la langue même, certaines régions, la partie antérieure du dos et toute sa surface inférieure, sont inactives. Le siège unique des sensations gustatives est la base de la langue, c'est-à-dire la partie postérieure, qui répond à l'isthme du gosier. C'est donc à l'endroit où s'opère le réflexe de la déglutition, et où s'arrête l'empire de la volonté, sur le seuil même du domaine des actes involontaires, que siège le goût : véritable portier, qui ouvre ou ferme aux substances la porte au delà de laquelle elles cessent de nous appartenir et de pouvoir être rejetées. C'est en ce lieu que l'on trouve des papilles spéciales, en forme de calices, et qui renferment l'extrémité des nerfs gustatifs.

Conditions de la perception des saveurs. — Pour que les corps sapides soient perçus, il faut qu'ils soient dissous. Voilà pourquoi la

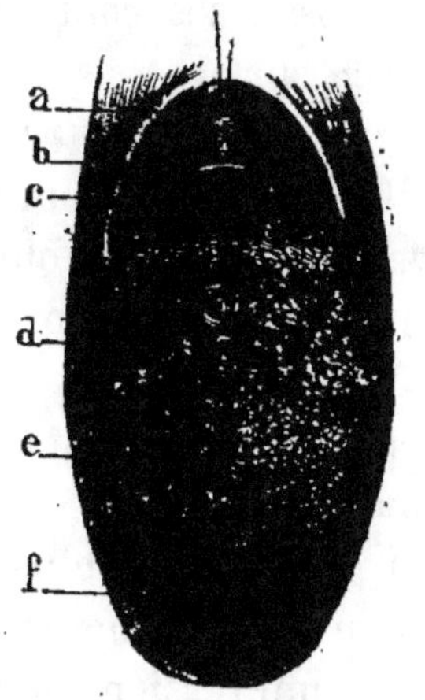

FIG. 49. — La langue. — a, *luette*; c, *épiglotte*; d, *papilles en calice.*

gustation entraîne la salivation, et pourquoi la vue, l'idée seule d'un mets savoureux fait venir « l'eau à la bouche ». Il faut, en effet, que les molécules sapides pénètrent, à travers la trame de la muqueuse, jusqu'aux nerfs des papilles. Il n'est même pas besoin que pour y arriver elles passent par la surface buccale : un chien, quand on lui injecte du lait dans les veines, se pourlèche les lèvres ; quand on lui injecte de la coloquinte, il bave et essuie ses mâchoires.

SENS DE L'ODORAT

Siège de l'odorat. — Le sens de l'odorat a son siège dans les deux cavités qui surmontent la bouche et en sont séparées par le palais, les *fosses nasales*. Le courant d'air incessant qui les balaye y apporte les particules odorantes et les met en contact avec la muqueuse qui tapisse ces cavités, et que l'on nomme *membrane pituitaire*. Cette muqueuse, d'une grande délicatesse, s'étale sur des lamelles osseuses contournées en spirale, qui en multiplient la surface.

Sensations olfactives. — Elles sont très souvent liées à celles du goût : tout le monde sait que le rhume de cerveau rend le goût obtus, ou que des substances répugnantes peuvent aisément s'avaler, si le nez est fortement serré.

Ces sensations, d'une extrême délicatesse chez certains animaux, tels que le chien courant, le cochon, etc., sont relativement fort obtuses chez l'homme : elles ne nous donnent point de notions précises, et nous n'en retirons que des impressions de plaisir ou de peine.

SENS DE L'OUÏE

Les vibrations des corps sont en général perçues par nous en qualité de mouvements. Mais lorsqu'elles sont suffisamment petites et suffisamment rapides, nous les percevons en qualité de *sons*, à l'aide d'un appareil spécial, l'appareil auditif.

Organe de l'ouïe. — L'appareil auditif, situé en ar-

rière de la face, de chaque côté de la tête, est creusé tout
entier dans l'épaisseur de l'un des os du crâne, auquel
son extrême dureté a valu le nom de *rocher*. Cet appareil se compose de trois parties, qui se font suite l'une à
l'autre, *l'oreille externe*, *l'oreille moyenne* et *l'oreille
interne*.

a) *Oreille externe*. — Elle est constituée : 1° par une
partie tout à fait extérieure, presque immobile chez

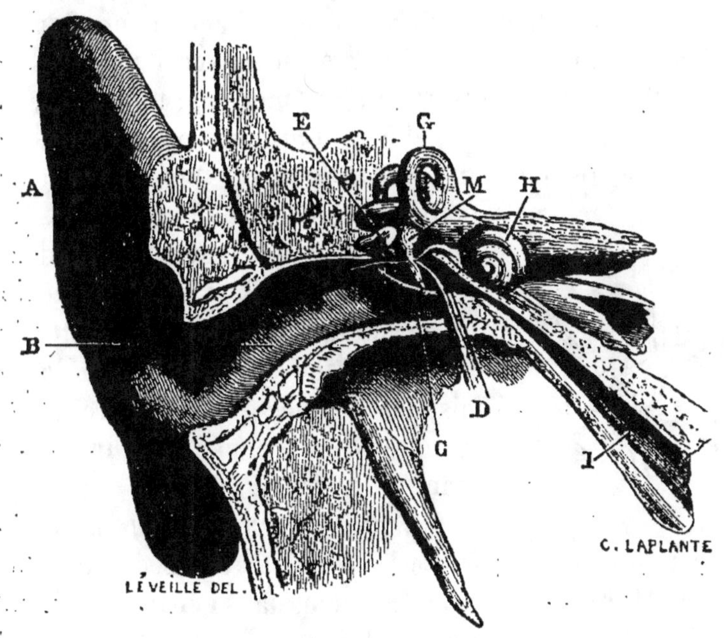

Fig. 50. — Coupe de l'oreille. — A, *oreille externe*; B, *conduit auditif
externe*; C, *tympan*; D, *oreille moyenne*; E M, *osselets de l'ouïe*;
G, *canaux semi-circulaires*; H, *limaçon*; I, *trompe d'Eustache*.

l'homme, mobile chez beaucoup d'animaux, le *pavillon*,
sorte de conque ovalaire, destinée à ramasser les vibrations sonores et à les concentrer vers le conduit auditif ;
2° par le conduit, ou *méat auditif*, qui s'enfonce horizon-

talement dans le rocher et qui est complètement fermé par une membrane mince et tendue verticalement, la membrane du *tympan*.

b) *Oreille moyenne.* — L'oreille moyenne est une sorte de caisse intermédiaire entre l'oreille externe et l'oreille interne. Le conduit auditif aboutit dans cette caisse, mais en est séparé par la cloison membraneuse du tympan. Un long conduit part de l'oreille moyenne et vient s'ouvrir dans l'arrière-gorge, en face des fosses nasales : c'est la *trompe d'Eustache*, qui a pour fonction de faire communiquer l'oreille moyenne avec l'air extérieur [1]. Deux autres ouvertures ou *fenêtres*, l'une ovale, l'autre ronde, fermées par des membranes, font communiquer l'oreille moyenne avec l'oreille interne. Une chaîne de petits osselets, articulés les uns aux autres, s'étend de la membrane du tympan à celle qui ferme la fenêtre ovale ; cette chaîne, rigide et élastique à la fois, est destinée à transmettre les vibrations du tympan à la membrane de la fenêtre ovale.

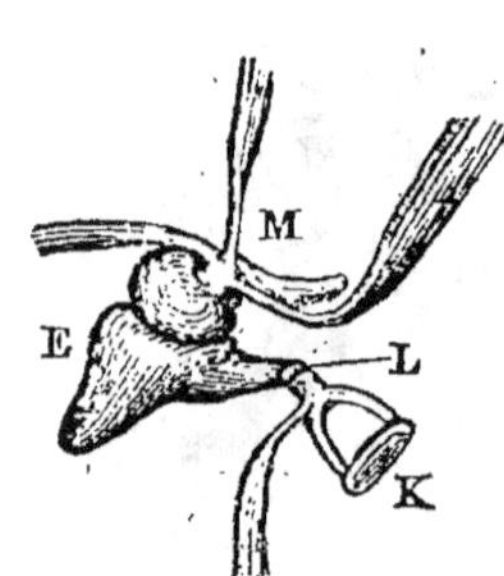

Fig. 51. — Les osselets de l'ouïe.

c) *Oreille interne* ou *labyrinthe*. — C'est une cavité, creusée comme les précédentes dans l'épaisseur du rocher, d'une forme singulière et compliquée, et entièrement remplie d'un liquide transparent. Elle est formée par un carrefour de forme ovoïde, le *vestibule*, dans lequel débouchent les *canaux demi-circulaires* et le *limaçon*. Les canaux demi-circu

1. Lorsqu'un mal de gorge ou un rhume de cerveau vient à enflammer et à obstruer l'orifice de la trompe d'Eustache, l'ouïe devient notablement obtuse.

laires sont trois tubes recourbés aboutissant chacun par
ses deux extrémités au vestibule. Le limaçon est la partie
la plus curieuse de l'oreille interne. Il doit son nom à sa
ressemblance avec une coquille spiroïde. Il a la forme
d'un tube enroulé en spirale et divisé en deux par une
cloison qui règne tout le long de son trajet. Vestibule,

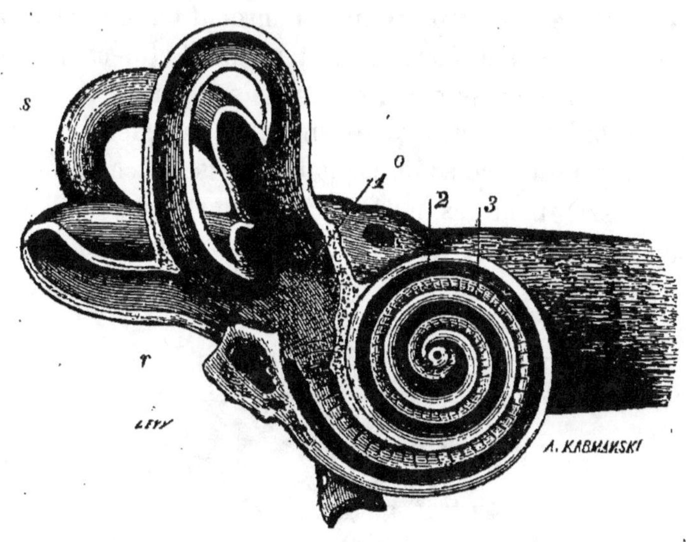

Fig. 52. — Coupe du labyrinthe, perpendiculaire à l'axe du limaçon.
— 1, *vestibule*; 2, *rampe externe du limaçon*; 3, *sa rampe interne*;
0, *fenêtre ovale*; r, *fenêtre ronde*; s, *canaux demi-circulaires*.

canaux demi-circulaires et limaçon, tout est exactement
rempli par un liquide semblable à de l'eau. Le nerf de
l'ouïe, ou *nerf acoustique*, venu du cerveau, perfore
l'épaisseur du rocher, entre dans le labyrinthe, s'y ramifie
et s'y termine par mille petits filets étalés sur les parois
de l'oreille interne.

Mécanisme de l'audition. — Pour qu'un son soit
perçu, il est indispensable que les vibrations du corps

sonore soient transmises aux filets du nerf acoustique.
Ces vibrations peuvent leur être transmises directement
par les parois du crâne. C'est ainsi qu'un diapason en
vibration est mieux entendu lorsqu'on l'appuie sur le
front ou sur les dents que lorsqu'on l'approche de l'oreille.
Mais tel n'est pas le plus souvent le mode de transmission des sons. Dans la plupart des cas les ondes sonores,
concentrées par le pavillon, cheminent dans le méat auditif et viennent ébranler le tympan. Celui-ci, par l'intermédiaire des osselets, ébranle à son tour la membrane
de la fenêtre ovale, laquelle met en mouvement le liquide
du labyrinthe; ce sont les mouvements dè ce liquide qui
impressionnent les nerfs acoustiques [1]. Ainsi l'oreille
tout entière n'est qu'un appareil de transmission d'une

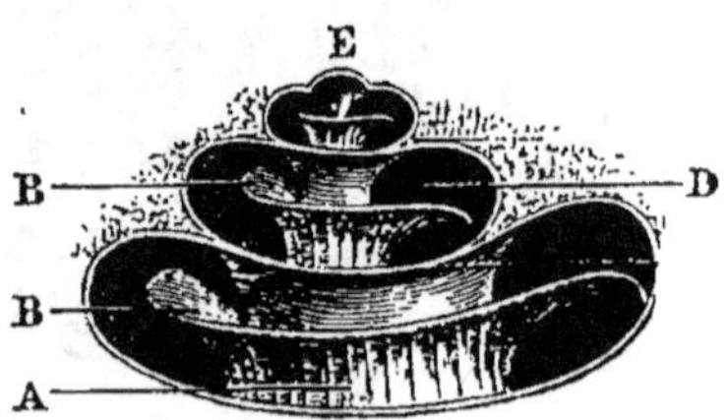

FIG. 53. — Coupe oblique du limaçon.

complication merveilleuse, destiné à communiquer aux
terminaisons du nerf acoustique les mouvements de l'air
en vibration. Quelle part revient, dans ce mécanisme, à
la singulière géométrie du labyrinthe, c'est ce que l'on
ignore complètement.

1. La fenêtre ovale, tendue d'une membrane élastique, est destinée
à permettre ces mouvements du liquide, ébranlé et refoulé par les
osselets adossés à la fenêtre ronde. Sans cette ouverture de sûreté,
le liquide, enfermé entre des parois rigides et d'ailleurs lui-même
incompressible, ne pourrait osciller.

Les sensations auditives. — Les vibrations ne sont perçues en qualité de son que lorsque le nombre en est supérieur à trente-deux par seconde, et inférieur à soixante-treize mille dans le même temps. Au-dessous de trente-deux oscillations par seconde, le corps vibrant ne donne plus de sensation auditive : ce qui signifie que la sensation auditive ne dure que $1/32^e$ de seconde, puisque au-dessous de cette durée ces sensations cessent de se réunir et de se confondre. Au-dessus de soixante-treize mille vibrations par seconde, le son, trop aigu, nous échappe.

L'ouïe ne nous renseigne que sur l'intensité et la hauteur des sons, nullement sur leur distance ni sur leur direction. La notion de la distance se tire pour nous de l'intensité du son, à condition qu'il s'agisse d'un son dont l'intensité soit préalablement connue (voix humaine, détonation d'arme à feu, etc.). Quant à la direction, nous l'apprécions par la différence d'intensité entre les sensations de l'une et de l'autre oreille. De là vient que, quand il y a doute, nous « tendons » l'une des oreilles, en tournant légèrement la tête, afin de déterminer laquelle est le plus vivement impressionnée. La délicatesse de l'ouïe, quant à la perception des différentes hauteurs des sons, peut être extraordinaire chez certains hommes. Un chef d'orchestre, dont le tympan reçoit des millions d'ondes sonores émises par cent instruments, perçoit immédiatement une fausse note d'un quart de ton perdue dans ce déluge de sons. Par contre, d'autres personnes ont, à cet égard, l'ouïe fort obtuse, « n'ont pas d'oreille », comme on dit.

La surdité. — Elle peut provenir d'une altération de l'appareil récepteur, épaississement ou déchirure du tympan, ankylose des osselets, obturation de la trompe d'Eustache, perforation du labyrinthe, ou, ce qui est plus rare, d'une altération du centre auditif cérébral.

On a vu (leçon VII) que lorsque la surdité est établie dès la naissance ou le début de la vie, elle entraîne la mutité. L'enfant, n'entendant point parler, ne *sait* pas parler et, de sourd, devient sourd-muet.

LEÇON XVI

(Résumé)

La vue.

SOMMAIRE : La vue. Les annexes de l'œil. Le globe oculaire. Le nerf optique. Théorie de la vision. La notion du relief. La notion de la distance. La notion des couleurs. La notion de mouvement et de repos. Durée des sensations visuelles.

La vue. — La vue est le sens à l'aide duquel nous percevons ces vibrations de l'éther qui constituent pour nous la lumière. En nous révélant les propriétés lumineuses des objets, elle nous renseigne sur leur *couleur*, leur *forme*, leur *distance* et leur état de *mouvement* ou de *repos*. C'est par la vue que nous entrons le plus largement en rapport avec le monde extérieur, et que nous sortons des bornes étroites des appréciations de contact pour saisir à la fois l'ensemble et le détail de la nature. Le contact immédiat est la condition indispensable des perceptions tactiles, gustatives, olfactives : quelques lieues marquent l'extrême limite des propagations sonores ; mais à travers des milliards de milliards de lieues, notre œil nous met encore en relation avec les mondes dispersés dans l'espace infini.

La faculté de percevoir les vibrations lumineuses appartient, chez les vertébrés en général et chez l'homme en particulier, aux nerfs de la seconde paire crânienne, ou *nerfs optiques*. Chacun de ces nerfs vient se terminer, à la partie antérieure et supérieure de la face, par un large épanouissement appelé *rétine :* c'est la rétine qui seule possède la faculté d'être impressionnée par la lumière. Mais pour que cette faculté aboutisse à nous révéler les formes et les couleurs des objets, il faut que les rayons émanés de ces objets soient reçus et concentrés par un appareil optique, en tout analogue à la *chambre obscure* des photographes, et viennent former sur la rétine une image de ces objets mêmes. Cet appareil, cette chambre obscure, c'est le globe de l'œil.

L'organe de la vue est situé au-dessous du cerveau, au-dessus de la face, et il est profondément logé et abrité dans ces deux cavités osseuses nommées les *orbites*. La direction légèrement oblique des orbites laisse l'œil se porter soit en avant, soit quelque peu en dehors, en même temps que leur position élevée permet au regard de dominer un large horizon.

L'œil se compose de trois parties : 1° les *annexes* de l'œil, qui servent à le protéger, à le voiler, à maintenir sa transparence et à le mouvoir ; 2° le *globe oculaire*, véritable appareil de dioptrique, chargé de concentrer les rayons lumineux et de les diriger sur l'écran rétinien ; 3° le *nerf optique* et son épanouissement terminal ou rétine.

Les annexes de l'œil. — Ce sont les sourcils, les paupières, l'appareil lacrymal et les muscles orbitaires.

a) Les *sourcils*, placés au-dessus des yeux comme une sorte d'auvent, servent à projeter sur eux une ombre légère et à tamiser la lumière.

b) Les *paupières*, voiles mobiles qui alternativement couvrent ou découvrent le globe de l'œil, sont constituées par une couche musculaire vêtue de peau en dehors et de muqueuse en dedans. Les paupières, outre leur office qui consiste à soustraire momentanément les yeux à la lumière, ont encore pour fonction d'étaler sans cesse sur le globe de l'œil l'humide couche des larmes ; leur cli-gnement est provoqué par un réflexe, dont l'origine est la sensation légèrement douloureuse de desséchement dont l'œil est le siège quand la rosée lacrymale s'est évaporée. Les *cils*, poils fins qui garnissent les pau-

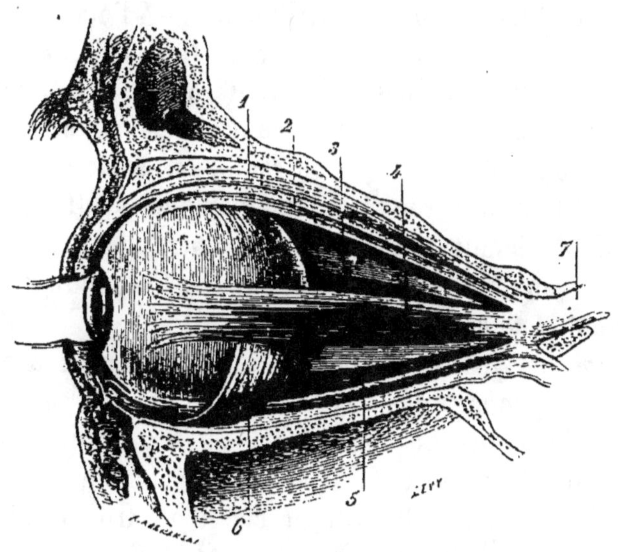

FIG. 54. — Coupe de l'orbite, montrant quelques-uns des cordages musculaires qui meuvent le globe de l'œil.

pières, tamisent, arrêtent les poussières flottantes qui viendraient souiller ou ternir la vitre oculaire.

c) L'*appareil lacrymal* a été décrit plus haut (voy. leçon XII).

d) Un *appareil musculaire* fort élégant, composé de six muscles, occupe l'espace compris entre les parois anciennes de l'orbite et le globe de l'œil, et le meut en tous sens, le faisant tourner sur lui-même, le dirigeant en haut, en bas, en dehors, suivant la situation de l'objet à regarder. La chambre oculaire, en effet, est si petite et, comme on le verra plus loin, le champ sensible de l'écran rétinien est si exigu, que sans le jeu compliqué de ces muscles, les mouvements de la tête ne seraient jamais assez rapides ni assez précis pour braquer incessamment les deux petites lunettes physiologiques sur les milliers d'objets qui nous environnent. — A l'état normal, les deux yeux se meuvent en même temps et de façon que leurs axes symétriques soient toujours parallèles. Mais il peut arriver que l'un des muscles orbitaires soit paralysé ou au contraire contracté, en sorte qu'il imprime à l'un des yeux un mouvement insuffisant ou excessif. Ce défaut de concordance entre les évolutions des deux yeux constitue le *strabisme* : l'individu qui en est atteint, *louche*.

Le globe oculaire. — C'est une chambre obscure de tous points comparable à celle des photographes, mais de forme sphérique. La totalité du globe oculaire forme une cavité close de toute part, hormis en deux points opposés : en avant, elle est percée d'un trou rond qui enchâsse les lentilles convergentes de l'œil ; en arrière, un autre trou livre passage au nerf optique, qui, à peine entré, s'étale en mince membrane pour tapisser le fond de la chambre. Tout l'intérieur de l'œil est rempli par un liquide d'une transparence absolue, *l'humeur vitrée*, qui sert à le maintenir distendu, à lui donner la rigidité et la consistance nécessaires.

En résumé, l'œil est une chambre obscure sphérique, munie d'un *objectif* ou système de lentilles convergentes, et d'un écran sensible, la rétine, sur lequel vient se peindre l'image renversée des objets.

L'*objectif* oculaire est d'une construction assez compliquée. Le trou rond qui livre passage à la lumière est
fermé par la *cornée,* membrane transparente, de forme
convexe, qui est sertie, enchâssée dans l'ouverture,
comme un verre de montre dans sa monture de métal.

Un peu en arrière de la cornée, également enchâssée

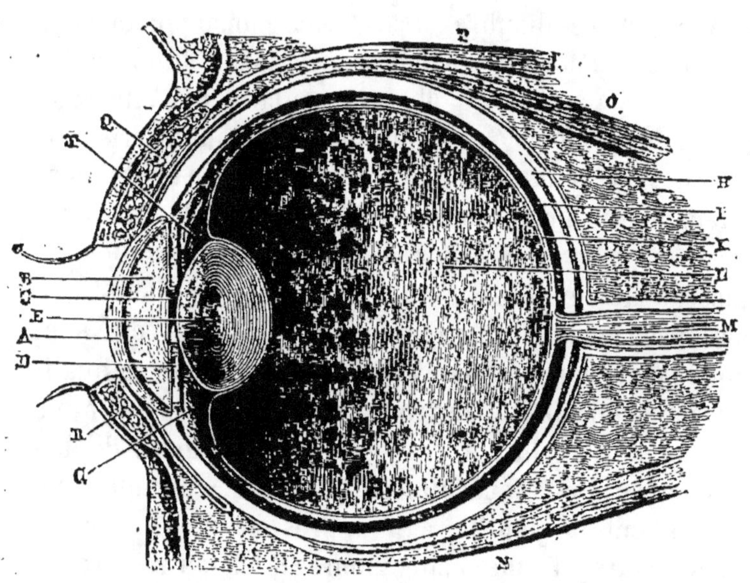

Fig. 55. — Coupe de l'œil. — A, *cornée ;* B, *humeur aqueuse ;* C, *pupille,*
D, *iris ;* E, *cristallin ;* K, *rétine.*

dans les parois de l'ouverture oculaire, se trouve la pièce
principale de l'objectif : c'est le *cristallin,* grosse lentille biconvexe, transparente, identique à celle qui constitue l'objectif photographique. L'étroit espace compris
entre la face interne de la cornée et la face antérieure
du cristallin est exactement rempli par un liquide transparent, l'*humeur aqueuse,* qui sert, non seulement à

soutenir la cornée, mais à transformer cet espace que l'on appelle *chambre antérieure*, en une lentille convexoconcave.

En avant des lentilles d'un appareil photographique, on trouve généralement un disque percé d'un trou et appelé *diaphragme*, qui sert à limiter la quantité de lumière admise dans la chambre obscure : l'opérateur dispose de toute une série de ces diaphragmes, et il les choisit plus ou moins grands selon le plus ou moins d'intensité de la lumière extérieure. La chambre obscure oculaire est, elle aussi, munie de cette pièce indispensable. En avant du cristallin, dans l'espace nommé chambre antérieure, est tendue verticalement une membrane opaque, percée à son centre d'une petite ouverture destinée à ne laisser passer qu'un mince faisceau de lumière : c'est l'*iris*. Mais le diaphragme oculaire a sur le diaphragme photographique cette supériorité qu'il agrandit ou diminue lui-même, en sa qualité d'organe contractile, le trou dont il est percé, et qui se nomme la *pupille*. A cet effet, il est pourvu de deux couches de fibres musculaires : les unes, concentriques, rétrécissent la pupille, à peu près comme la coulisse d'une bourse ferme cette bourse ; les autres, rayonnantes, la dilatent. Il faut remarquer que ces variations du diamètre pupillaire sont des mouvements réflexes, dont l'origine est la sensation lumineuse elle-même. La pleine lumière provoque la contraction des fibres concentriques et resserre la pupille qui n'admet plus qu'un fin rayon lumineux ; le jour vient-il à baisser, la pupille se dilate, livrant un large passage au peu de clarté qui subsiste encore. Merveilleux mécanisme, et d'une précision si parfaite, que la moindre variation de la lumière extérieure, le moindre changement d'attitude de la tête qui modifie l'exposition de l'œil au jour, entraîne une modification instantanée du diamètre pupillaire, en sorte que le vivant diaphragme est sans cesse en mouvement.

La pupille, trou par lequel on aperçoit le fond sombre de l'œil, est ce qu'on appelle vulgairement le *noir* de l'œil ; la face antérieure de l'iris est d'une couleur qui varie du gris bleuâtre au brun foncé.

Le *cristallin*, nous l'avons dit, est la pièce maîtresse de l'objectif oculaire. Il reçoit les rayons admis par la pupille et les converge sur la rétine de façon à peindre sur celle-ci l'image renversée des objets. Dans l'objectif photographique, une crémaillère sert à faire varier la distance entre la lentille et la plaque dépolie, selon l'éloignement des objets, de façon à faire tomber l'image juste sur la plaque, à la « mettre au point », comme on dit en optique. Mais la lentille oculaire est inamovible, ne peut ni avancer ni reculer ; la même distance invariable la sépare toujours de la rétine. Et cependant il faut qu'elle fasse tomber juste sur l'écran rétinien les images d'objets situés aux distances les plus diverses, l'étoile éloignée à l'infini, ou le bout de notre nez. L'appareil oculaire doit, en un mot, posséder la faculté de *s'accommoder* aux distances des objets.

Cette faculté, dite d'*accommodation*, réside dans la lentille même, dans le cristallin.

Le cristallin, en effet, n'est pas rigide : il est flexible, susceptible de subir une déformation notable. En outre, il est enchâssé dans un anneau musculaire épais et vigoureux, soumis du reste à la volonté. Dès lors le mécanisme de l'accommodation devient aisé à comprendre. L'objet à regarder est-il éloigné : l'anneau, la monture musculaire se contracte, presse sur le cristallin, le bombe, en augmente la convexité ; le contraire se produit quand l'objet est rapproché. En résumé, le pouvoir d'accommodation est dû à ce que la monture contractile de la lentille oculaire peut à chaque instant faire varier le degré de courbure, et par conséquent la puissance convergente de cette lentille. Un œil bien conformé s'adapte à toutes les distances variant de l'infini à 25 centimètres.

Mais tous les yeux ne sont pas également bien conformés. Certains cristallins sont trop convergents ; l'image qu'ils donnent, à moins que ce ne soit celle d'un objet extrêmement rapproché, tombe toujours en avant de la rétine. Cette malformation constitue la *myopie*. Le myope ne voit pas distinctement les objets un peu distants. Veut-il regarder un objet qu'il tient à la main? Il le rapproche instinctivement, de façon à allonger le cône de réfraction, et à faire tomber l'image sur la rétine même.

D'autres cristallins présentent une anomalie inverse : trop peu bombés, ils ne sont pas assez convergents ; le cône de réfraction est trop long, et l'image, à moins que ce ne soit celle d'un objet très lointain, tombe au delà de la rétine. C'est l'*hypermétropie*; l'œil hypermétrope ne voit bien que les objets très éloignés.

Il faut remarquer que l'œil même bien conformé perd ordinairement, avec l'âge, l'exquise précision de son pouvoir d'accommodation : la ceinture musculaire du cristallin s'affaiblit, les modifications de la lentille deviennent plus lentes, plus paresseuses, cessent de s'approprier aux distances. Cette inertie oculaire constitue la *presbytie*.

Il est aisé de comprendre comment l'art peut corriger les *malformations* de l'œil : des lunettes à verre divergent redressent l'erreur de l'œil myope en allongeant le cône de réfraction ; des lunettes convergentes suppléent au défaut de courbure du cristallin hypermétrope. Il importe seulement que les verres choisis soient mathématiquement complémentaires de la courbure cristallinienne, sous peine de dépasser le but ou de ne pas l'atteindre.

Certaines maladies ont pour résultat de rendre opaque le cristallin, qui obstrue alors le passage des rayons lumineux et frappe l'œil de cécité. Cet état constitue la *cataracte*. On y porte remède en enlevant le cristallin ainsi épaissi et en remplaçant ensuite la lentille enlevée par des lunettes convergentes.

Le nerf optique. — Étudions-en d'abord la partie intra-oculaire, la *rétine*. Cette membrane possède une sensibilité exclusivement lumineuse ; elle est inapte à toute autre sensation. Qu'elle soit frappée d'un rayon de lumière, ou bien piquée, pincée, électrisée, comprimée, c'est toujours une sensation lumineuse qu'elle apporte au cerveau. De là l'expression populaire, très juste, qui fait dire à un homme atteint d'un coup sur l'œil : « J'ai vu trente-six chandelles. » Si, dans l'obscurité, l'on presse fortement du doigt le globe de l'œil, la rétine comprimée perçoit une impression lumineuse. Ainsi la sensation lumineuse ne tire pas sa spécialité de l'agent excitateur, de la lumière, mais bien de l'organe percepteur, du mode spécial de sensibilité propre à la rétine. En d'autres termes il n'y a pas de lumière, il n'y a que des perceptions lumineuses.

La sensibilité rétinienne est loin d'être la même sur tous les points.

Au lieu précis où le nerf optique, entré dans le globe oculaire, s'épanouit pour former la rétine, une portion de cette membrane, large en tous sens de quelques millimètres, est absolument aveugle. C'est le *punctum cæcum* ou *point aveugle*. Quand l'image vient à tomber en ce point, elle n'est pas perçue. Si, fermant l'œil gauche, on fixe avec le droit la croix blanche de la figure ci-dessous et que, s'étant d'abord éloigné du livre, on s'en rapproche ensuite lentement, il viendra un instant où le cercle blanc de droite ne sera plus perçu : c'est qu'à cette dis-

Fig. 56.

tance du livre l'image de ce cercle se peint sur le point aveugle. En deçà ou au delà, on voit à la fois la croix et le cercle.

En revanche, un autre point de la rétine, placé à son

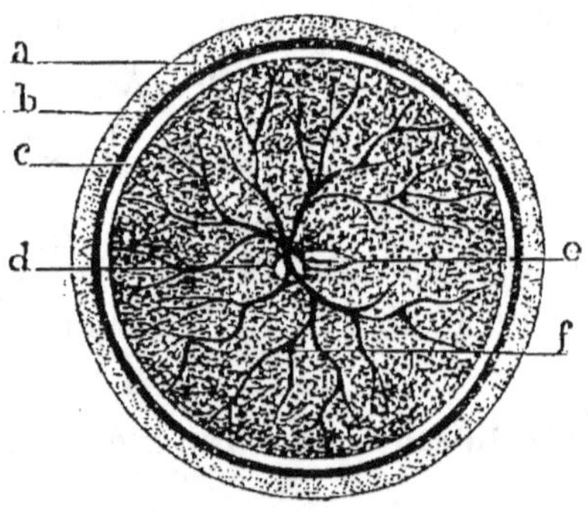

Fig. 57. — Le fond de l'œil. — c, *rétine* ; d, *point aveugle* ; e, *tache jaune.*

centre, jouit d'une exquise sensibilité : c'est la *tache jaune*,
large à peine de 1 millimètre. Ce point est le seul organe de la
vision distincte. Quand nous regardons un paysage, l'ensemble est confusément perçu ; mais la seule portion que
nous en voyons nettement est celle qui se peint sur la
tache jaune. Quand nous regardons un livre, quelques
mots seulement sont clairement vus, ceux dont l'image
tombe sur la tache jaune. De là la nécessité de *promener*
le regard, pour recevoir successivement sur ce champ si
étroit les images que l'on veut percevoir nettement.

En quittant les deux rétines, les *nerfs optiques* se
dirigent directement en arrière, pénètrent dans le crâne
par un trou pratiqué au fond de chaque orbite et
convergent l'un vers l'autre ; parvenus à quelque distance
de la base du cerveau, ils se rejoignent et entre-croisent
leurs fibres, une partie du nerf droit passant à gauche et
une partie du nerf gauche passant à droite. Se divisant
de nouveau, ils atteignent le cerveau, où ils pénètrent
pour atteindre les centres optiques.

Théorie de la vision. — Cette théorie est celle de la
chambre obscure des physiciens. Étant donné un objet
situé en face de l'objectif oculaire, une image de cet objet
renversée et très petite vient se peindre sur l'écran nerveux qui tapisse le fond de l'œil. Cette image est alors
perçue et transmise au centre cérébral par le nerf
optique.

Ici deux questions se posent : 1° Pourquoi voyons-nous
un objet droit, du moment que notre rétine le perçoit
renversé ? 2° Comment avec deux yeux, c'est-à-dire avec
deux images, ne voyons-nous pourtant qu'un objet ?

On a essayé de répondre à la première de ces questions
en disant que notre œil reporte chaque point de l'objet
à l'extrémité du rayon émané de ce point, et que par

cela même il le redresse. Il nous paraît plutôt que la question en elle-même n'a point de sens. Elle repose sur ce qu'on pourrait nommer une erreur d'anthropomorphisme; elle suppose, en quelque sorte, dans le cerveau un être vivant, *regardant* l'image rétinienne renversée et la redressant pour son propre usage. C'est oublier que le phénomène de perception n'est point un phénomène matériel, ne relève pas des lois physiques, et que dans cet ordre de faits tout psychiques, il n'y a ni haut ni bas, ni droit ni renversé. Étant donnée une image bien et dûment physique, optique, comment l'intelligence, ayant le cerveau pour organe, la *perçoit-elle*, en a-t-elle conscience? C'est là le mystère des mystères : c'est le passage du physique à l'intellectuel, que la science est impuissante à expliquer. Mais, étant donnée cette image, il est tout aussi aisé, ou, si l'on préfère, tout aussi malaisé de comprendre que le cerveau la *conçoive* droite que renversée. L'un ne s'explique pas mieux que l'autre, et l'on touche ici du doigt l'abîme qui sépare l'opération purement physico-chimique de la sensation, du phénomène psychique de la perception.

Quant à la seconde question, on n'y peut répondre qu'en invoquant l'accoutumance. Nos deux rétines sont parfaitement symétriques, comme le sont tous les organes doubles. Dès lors un objet, placé à une distance convenable, provoque la formation de deux images absolument semblables, peintes sur des points absolument symétriques. L'expérience nous a appris qu'en ce cas, les deux images doivent être rapportées à un seul objet. Il suffit de déranger quelque peu la symétrie des points frappés par les images, pour cela, de pousser légèrement du doigt l'un des deux yeux, pour *voir double* : c'est que dans ce cas les images ne se peignent plus sur les points symétriques. Peut-être l'entre-croisement des nerfs optiques est-il pour quelque chose dans ce fait curieux de la vision simple binoculaire.

Notion du relief. — Elle est due à la fusion des deux images. L'objet envisagé n'étant presque jamais dans la même situation par rapport aux deux yeux, les deux images sont toujours très légèrement différentes : de là une sorte d'effort cérébral pour vaincre cette discordance, effort qui nous révèle la perspective, le relief. Il suffit de fermer un œil, de supprimer l'une des images, pour voir les objets à plat, sans saillie.

Notion de la distance. — Elle est due en partie à la notion du relief : de deux poteaux placés l'un devant l'autre, nous ne pouvons pas, avec un seul œil, distinguer lequel est le plus éloigné : les deux yeux sont-ils ouverts, nous percevons immédiatement la différence des distances qui nous séparent de chacun. Mais la notion de la distance est due surtout à la connaissance antérieure que nous avons des dimensions réelles d'un objet, et à la comparaison de ces dimensions avec celles de l'image. L'aveugle-né auquel on rend la vue ne saurait donc avoir cette notion : il voit tous les objets appliqués à plat sur son œil. Ainsi encore le petit enfant tend les bras vers la lune, essaye de la saisir.

Notion de la forme. — Elle se tire le plus souvent de la sensation de couleur. L'expérience du tact nous a laborieusement appris qu'à tel mode d'éclairage, à telle combinaison d'ombres et de la lumière, correspond telle disposition de la surface des objets. Il faut ajouter que la *perspective*, c'est-à-dire les dimensions relatives de chaque partie de l'image rétinienne, contribue au moins autant que la couleur à nous révéler les formes des objets.

Notion des couleurs. — Ceci est un fait irréductible, qui

n'a point d'explication. La rétine est organisée de façon que les rayons différents dont se compose la lumière blanche l'impressionnent diversement, et c'est cette différence dans la sensation qui constitue la notion même des couleurs. Lorsque les sept rayons composants frappent ensemble la rétine, la sensation est celle que nous nommons sensation de lumière blanche. La rétine perçoit, outre ces huit *couleurs* (violet, indigo, bleu, vert, jaune, orangé, rouge et blanc) toutes les *teintes* intermédiaires, lesquelles sont au nombre de plusieurs dizaines de mille. — Certains yeux sont aveugles à telle ou telle couleur, tout en percevant clairement les autres : cette infirmité porte le nom de *daltonisme*.

Notion de mouvement ou de repos. — Lorsque, notre œil étant d'ailleurs immobile, l'image d'un objet se meut sur notre rétine, nous concluons que l'objet se meut lui-même en sens inverse. C'est là une conclusion que nous a apprise l'expérience.

Durée de la sensation visuelle. — Lorsqu'une image s'est peinte sur la rétine, elle persiste encore pendant 4/10es de seconde après que l'objet a disparu. De là il résulte que si les images se succèdent à un intervalle de moins de 4/10es de seconde, elles se confondent en une sensation continue. Ainsi un charbon ardent que l'on fait tourner rapidement, donne à l'œil l'image d'un cercle de feu. Ainsi encore un disque peint de diverses couleurs, lorsqu'on lui imprime une rotation rapide, nous donne la sensation que produirait le mélange de ces couleurs.

Irradiation. — Les images fortement lumineuses impressionnent par irradiation les points de la rétine voisins de ceux qu'elles occupent. Il en résulte que de deux objets d'égale dimension, mais inégalement éclairés, le plus clair

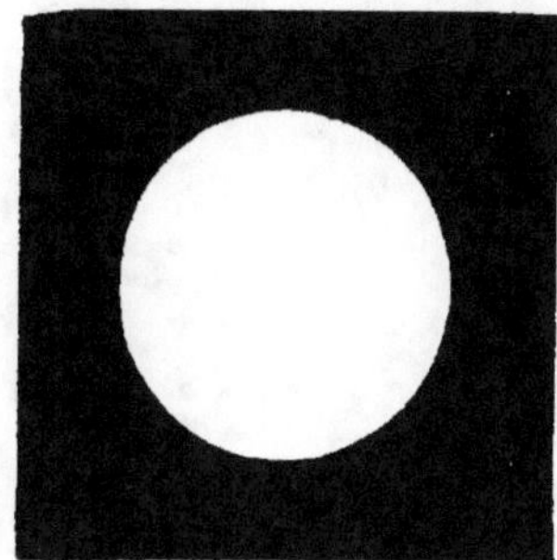 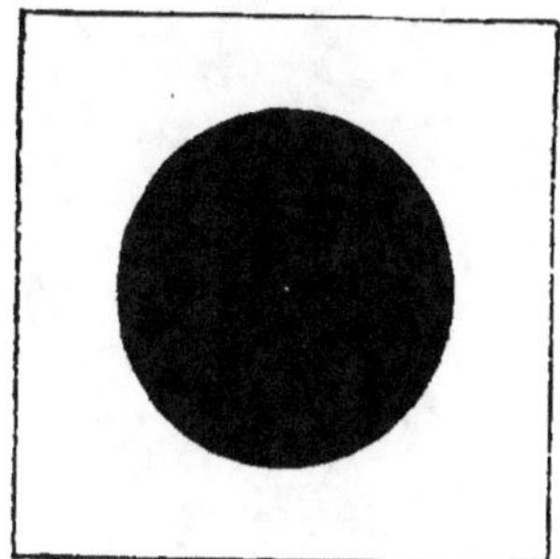

FIG. 58.

paraît plus grand. Des deux cercles que voici, le blanc semble plus grand, bien qu'il soit égal à l'autre.

TABLE DES MATIÈRES

FIN DE LA TABLE DES MATIÈRES

Imprimeries réunies, A, rue Mignon, 2, Paris.

LIBRAIRIE HACHETTE ET Cie

COURS COMPLET D'ÉTUDES

rédigé conformément aux programmes

DES ÉCOLES NORMALES PRIMAIRES

Dʳ Élie Pécaut : *Cours d'hygiène*. 1 vol. in-16, broché. . . . . . .

Cours d'anatomie et de physiologie humaines. 1 vol. in-16, avec figures, broché. . . . . (. .)

B. Burat, professeur de mathématiques au lycée Louis-le-Grand. *Cours de trigonométrie*. 1 vol. in-16, broché. . . . .

Harancourt, professeur au lycée de Rouen : *Cours de physique*. 1 vol. in-16. . . . . (. .)

La reliure en toile se paye en sus 30 cent. par volume.

Imprimerie Jouaust, rue Saint-Honoré.

BIBLIOTHEQUE NATIONALE DE FRANCE

www.ingramcontent.com/pod-product-compliance
Lightning Source LLC
LaVergne TN
LVHW020156030726
842520LV00003B/749